Gノート増刊
Vol.6 No.2

ジェネラリストのための
診断がつかないときの診断学

編集 松村正巳

非典型症例・複雑な症例に出会ったときの考え方とヒント

羊土社
YODOSHA

序

　記憶を辿ると2008年頃を境に診断に関する書籍が数多く出版されるようになり，診断プロセスへの関心が高まってきたように思います．しかし，遙か以前から日々の診療においては，診断と治療が連綿として行われてきました．あらためて診断プロセスに関心が高まってきた背景には，さまざまな要因があるのだと思います．

　これまで臓器別の視点からの臨床医学の発展があり，機能分化は進み，その立場において疾患を診断し治療することがより意識されていたのかもしれません．多彩な症候から臓器の枠を超えて診断を考えるという視点も存在していたものの，あまり意識されていなかったように思います．しかし，特に総合診療にかかわる医師は，臓器別の視点から診断を考えることへの限界を感じていたのだと思います．総合診療は間口が広く，また高齢社会を迎え，一人の患者が複数臓器に疾患を有することが少なくありません．また，診断プロセスを教えるという点において，初期臨床研修が始まったことも影響したように思います．

　それから10年が経過し，診療においては診断困難な患者が一定の割合で存在することが共通認識として広く語られるようになってきました．総合診療科には典型的な症状・徴候の症例だけでなく，非典型な症状・徴候を有する例や，稀少疾患など，さまざまな患者が診断と治療を求め受診します．また，他科で診断がつけられなかった患者の診断を依頼されることも少なくありません．そのなかで「診断がつかない」いわゆる診断困難例に出会ったときに，われわれはどう対処したらよいのでしょう．

　さて，診断困難とはどういうことかを整理してみましょう．そもそも診断とは，患者に観察される症状・徴候・検査の異常の源を正しく解釈する作業です．診断困難例とは患者に観察される症状・徴候・検査の異常の源がわからない状態と言えるでしょう．わからない理由には，以下の5つのパターンがあると考えられます．

　1つには，われわれの観察している症状・徴候に見落としがあり，観察される現象の源を正確に想起できていないとき．2つには，疾患の経過が非典型的なため，源が何か想起しにくいとき．3つには，異常を起こしている源が実は複数あって解釈が複雑なとき．4つには，源が稀少なため想起できないとき．最後に，いまだ解明されていない未知の病態・疾患に遭遇しているときが考えられます．頻度から眺めても，上記のような順ではないかと思います．

　本書ではこのような診断困難な状況において，われわれはいかに考え，どう判断し，いかに対応すべきか，執筆の先生方に記述をお願いしました．本書の章立ては，以下のようになっています．

- 第1章 診断困難症例に出会ったら
  - →総論です．診断に困ったときどうするか，症例くんやPINACOなどの支援ツールの活用，他の医師との連携，診断困難例に対する基本的アプローチを解説しています．

- 第2章 診断に苦慮した症例　〜何が難しいのか
  - →診断に苦慮した症例，疼痛，不明熱，倦怠感，免疫の異常などを提示し，どう考え，対応したかを解説しています．

- 第3章 診断がつけられなかった症例　〜そのときどう考えたか・どう対応したか，今どう考えるか
  - →教育的で考察すべきことが多かった症例を提示しています．

- 第4章 正しい診断を導くために　〜これからの診断学
  - →どのようなときにわれわれの判断は惑わされるのか，そのような要因にとらわれないための方策についての解説を試みました．さらに医療支援のためのAIについても触れています．

　本書は診断困難例における思考過程や大切なポイントを共有できる1冊をめざしています．本書は診断の入門書ではなく，いささかadvancedな診断学になると思います．皆様の診療のさまざまな場面において，「ヒントとなる文脈」が見つかることを期待しています．新たな試みではありますが，本書が読者の診療に貢献できれば，望外の喜びです．

2018年12月

自治医科大学 地域医療学センター 総合診療部門

松村正巳

Gノート増刊 Vol.6 No.2

ジェネラリストのための
診断がつかないときの診断学
非典型症例・複雑な症例に出会ったときの考え方とヒント

contents

◆ 序 .... 松村正巳

第1章　診断困難症例に出会ったら

1. 診断困難症例に出会ったら .... 松村正巳　8 (172)
2. 診断に困ったときにどうするか？
   〜考え方，連携のススメ，支援ツールの活用 ...... 徳増一樹，小比賀美香子，大塚文男　15 (179)
3. 診断困難症例に対するアプローチ .... 畠山修司　24 (188)

第2章　診断に苦慮した症例　〜何が難しいのか

1. 痛み・疼痛の症例　①血管痛を訴える症例 .... 上原孝紀，生坂政臣　34 (198)
2. 痛み・疼痛の症例　②胆石・胆嚢炎の鑑別 .... 上田剛士　42 (206)
3. 関連痛の症例 .... 栗山　明　50 (214)
4. 不明熱の症例 .... 渡邉力也，川島篤志　59 (223)
5. 倦怠感を訴える症例 .... 和足孝之　65 (229)
6. 免疫疾患の症例 .... 藤井　博，髙橋芳徳　72 (236)
7. 他の医師と自分の診断が異なった症例 .... 原田侑典，志水太郎　81 (245)

第3章 診断がつけられなかった症例
～そのときどう考えたか・どう対応したか，今どう考えるか

1. 1年間のペインクリニック受診で改善がなかった左上肢，背部痛の症例 ……………………………………………………………… 清田雅智　90 (254)
2. 原因不明の呼吸困難の症例 …………………………… 金城紀与史　97 (261)
3. ステロイド内服中の長期入院患者に認められた発熱の症例 ……… 上山伸也　103 (267)
4. 医学的に説明のつきにくい症状を訴える患者の症例 ……… 原田 拓　109 (273)
5. 尿路感染症だと思ったら尿路感染症ではなかった症例 ……… 漆谷成悟　121 (285)
6. 進行する多発性単神経炎と皮膚所見を認めた症例 ……… 神谷尚子　129 (293)
7. Walk inで受診した壊死性筋膜炎の症例 ……………… 鈴木貴之　136 (300)

第4章 正しい診断を導くために　～これからの診断学

1. 診断思考プロセスのピットフォールを知る ………………… 山本 祐　144 (308)
2. 正しい診断を導くための手立て ………………………… 清水郁夫　152 (316)
3. 医療支援のためのAI
   ～総合診療医とのかかわり ……… 寺裏寛之，畠山修司，小谷和彦　158 (322)

◆ **索 引** ……………………………………………………………………… 164 (328)

◆ **執筆者一覧** ……………………………………………………………… 168 (332)

謹告

　本書に記載されている診断法・治療法に関しては，発行時点における最新の情報に基づき，正確を期するよう，著者ならびに出版社はそれぞれ最善の努力を払っております．しかし，医学，医療の進歩により，記載された内容が正確かつ完全ではなくなる場合もございます．

　したがって，実際の診断法・治療法で，熟知していない，あるいは汎用されていない新薬をはじめとする医薬品の使用，検査の実施および判読にあたっては，まず医薬品添付文書や機器および試薬の説明書で確認され，また診療技術に関しては十分考慮されたうえで，常に細心の注意を払われるようお願いいたします．

　本書記載の診断法・治療法・医薬品・検査法・疾患への適応などが，その後の医学研究ならびに医療の進歩により本書発行後に変更された場合，その診断法・治療法・医薬品・検査法・疾患への適応などによる不測の事故に対して，著者ならびに出版社はその責を負いかねますのでご了承ください．

第 1 章

診断困難症例に出会ったら

第1章　診断困難症例に出会ったら

1 診断困難症例に出会ったら

松村正巳

Point
- 診断困難症例には，病歴聴取，正確な身体診察をくり返す
- 観察された現象の源は1つなのか，複数なのかを考える
- アンカリング，関連痛の罠に囚われないようにする
- 普段からの備えをしておく

Keyword 問題の描写　オッカムのかみそりとヒッカムの格言　アンカリング　関連痛　普段からの備え

はじめに

　私たちの日常診療，特に総合診療では，典型的な症状・徴候の患者だけでなく，非典型な経過で受診する患者，稀な疾患の患者など多彩な方々に出会います．さて，診断困難とはどういうことかを考えてみると，診断困難とは患者に観察される症状・徴候・検査の異常の源がわからない状態と言えるでしょう．わからない理由には，以下のパターンがあると考えられます．

① 私たちの観察している症状・徴候・検査の異常に見落としがあり，真の源が想起されていない．
② 疾患の経過が非典型的なため，真の源を想起しにくい．
③ 異常を起こしている源が複数あり，観察している症状・徴候・検査の異常の解釈が複雑なとき．
④ 真の源が稀な疾患のため想起されていない．
⑤ いまだ解明されていない未知の病態・疾患に遭遇しているとき．

　①〜③は比較的頻度が高く，④と⑤は稀と考えられます．本稿ではこれら診断困難な状況においてどのように源を見つけ出すか，考えてみましょう．

❶ 症状・徴候・検査の異常に見落としはないか

1）診断の基本を忘れない

　診断困難症例に出会ったときには，いったん基本に返ることが肝要と考えています．私に診断の本質を教えてくれたローレンス・ティアニー（Lawrence Tierney）先生は次のように教えられています．

> 「診断困難な患者への答えは，病歴聴取，身体診察をくり返すこと」
> "The answer to difficult cases is repeat history and physical examination"

かのウイリアム・オスラー（William Osler）先生も

> 「患者の話を聴きなさい，患者は診断を語ります」
> "Listen to the patient. He is telling you the diagnosis"

という言葉を残しています．

2）診断とは何か

　そもそも診断とは何かを考えてみましょう．診断とは，患者に観察される症状・徴候・検査の異常の源を正しく解釈することです．この技術獲得には，座学・実践・観察が必要です．この解釈のプロセスを**臨床推論**（clinical reasoning）と言います．

3）問診の役割

　診断にとって問診は大切だとオスラー先生も言いました．問診には2つの役割があります．1つは「診断への貢献」であり，もう1つは「癒やしへの貢献」です．問診において患者が語る内容は，症状と経過，それらへの患者の思いなどです．私たちが問診から得る情報とは，患者が認識した心身の異常をテキストに変換したものです．不快感や疼痛を認識することは，ヒトの恒常性維持のための重要なメカニズムです[1]．問診という行為は，そのメカニズムが感知した異常を患者の言葉によって時間的・空間的に再現してもらい，それを私たちが受けとる行為です．より忠実な再現が私たちのより正確な解釈に貢献すると考えられます．また，私たちが患者の物語をよく聴くことで患者は医師を信頼し，それが共感の基礎となり症状緩和に貢献するはずです．その後の身体診察を円滑に行ううえでも，よりよい患者-医師関係を築くうえでも問診はきわめて大切な場面です．

4）問診で明らかにすべきこと

　問診で明らかにすべき基本的な事項は，以下の3つです．

> ① 患者は誰か：年齢・性別，重要な既往歴．
> ② 主訴は何か：患者の表現によっては，医学的概念への翻訳が必要です．「夜中，急に息が苦しくなり空気が吸えない感じになりました．仰向けに寝ると辛くてずっと座っていました」は，「発作性夜間呼吸困難・起座呼吸」と翻訳されます．

③ 症状の経過：ここが診断にとって最も大切な部分です．私たちは症状の起こり方からかなりの鑑別疾患を想起しています．突然発症する疾患（例：解離性大動脈瘤），急性発症する疾患（例：急性冠症候群），亜急性発症する疾患（胸膜炎）といった視点から鑑別疾患を選択しています．

患者の問題を他の医師に伝えるときには，この3つの要素を必ず伝えます．

5）さらなる情報収集

さらに聴くべきことがあります．想起された鑑別疾患への陽性尤度比の高い症状の有無です．例を示すと胸痛における① 悪心・嘔吐，② 冷汗，③ 痛みの左腕への放散があります．これらの急性冠症候群に対する陽性尤度比はおのおの2です[2]．3つを伴っていれば，尤度比が8になります．顎跛行の巨細胞性動脈炎に対する陽性尤度比は4とされます[3]．これは，問診における1つのスキルです．

6）身体診察

身体診察は，私たちが患者の身体に起こっている異常をときに患者の言葉を介して認識する技術です．これは観察する視診をはじめ，生涯キャリアを通じての研鑽が必要です．座学で学んだ異常所見を知っていることと，実際の患者に観察される所見を認識できることには，知識レベルとしての大きな開きがあります．「I音に亢進・減弱なく，II音は減弱しています．III・IV音は聴取せず，胸骨左縁第2肋間に最強点のあるLevin II / VIの漸減性拡張期雑音を聴取します」と正確に表現できるようになるには，多くの患者での診察経験を必要とします．ヒトの認知の興味深い現象に，そう思って見る，聴く，触ると認識できるものの，予期していないと認識できないということがあります．問診で想起された鑑別疾患によって，この所見が**あるかもしれない**と考えながら所見を探すことが大切なのです．例えば，不明熱の患者において感染性心内膜炎を鑑別疾患に挙げたときは，眼瞼結膜に出血斑はないか，手や足にオスラー結節や爪下線状出血がないか観察します．感染性心内膜炎は左心系の病変が多いことから，大動脈弁に病変があれば大動脈弁逆流症の聴診所見，僧帽弁に病変があれば僧帽弁逆流症の聴診所見を認めるはずです．そのように予期して心音，心雑音の評価を行わないと異常を見落とす可能性があり，診察後の確率を変化させることができません．

7）問題の描写

問診と身体診察を終えた後，次に行う最も大切な作業は，得た情報を1～2行の短い文章にしてみることです．これを診断のプロセスにおける問題の描写（problem representation）[4]と言います．これが明快であれば，鑑別疾患が想起しやすくなります．「問題の描写」で患者の問題を述べるときには，鑑別疾患の絞り込みに寄与する**対をなす概念**をもつ単語を用いるとより良いです．これを"semantic qualifier"といいます[5]．例えば，急性/慢性，持続性/間欠性，発作性/非発作性，単発性/多発性などがあげられ，対となる概念の一方で表現できれば，他方の概念に連なる疾患を除外できます．例えば「亜急性発症の多発性単神経炎」と表現されれば，血管炎を代表とする疾患を想起できます．

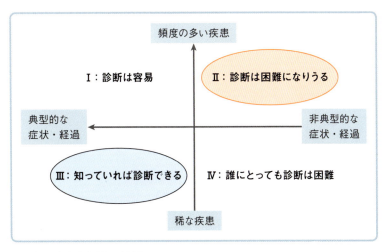

図1◆罹患率と経過の関係

　診断に優れた医師は情報の収集と選択に優れ，患者の問題を無駄なく正確に表現します．何が問題かということが診断の観点から明らかにできています．

❷ 疾患の経過が非典型的なとき

1）罹患率と症状・経過の関係

　疾患の罹患率と症状・経過が典型的か，非典型的かを考えてみましょう．罹患率を縦軸に，症状・経過が典型的か，非典型的かを横軸に取ります（図1）．罹患率の高いコモンな疾患が典型的な症状・経過で受診した場合には，診断は容易です（図1-Ⅰ）．コモンな疾患が非典型的な症状・経過で受診した場合には，ときに診断は困難になります（図1-Ⅱ）．罹患率が低い疾患が典型的な症状・経過で受診した場合でもその疾患を知っていれば，診断は可能でしょう（図1-Ⅲ）．罹患率の低い稀な疾患が非典型的な症状・経過で受診した場合には，誰にとっても診断は難しいと考えられます（図1-Ⅳ）．私たちは，まずはⅡとⅢにおける正しい解釈を目標にします．

2）判断に影響を及ぼす経験則

　正しい診断を行うためには，何に惑わされるかを知っておくことも必要でしょう．私たちの判断に影響を及ぼす経験則（heuristic）や思考の傾向については多くの研究がなされており，起こりがちな経験則をいくつか紹介しておきます[6]．

> ① アンカリング（anchoring）：1つの診断仮説に囚われ，その後の情報から最初の仮説を修正できない傾向．
> ② 思考の早期閉鎖（premature closure）：十分に吟味する前に「これだ」と結論し，思考が停止する傾向．
> ③ 確証バイアス（confirmation bias）：診断仮説を支持するデータを集め，支持しないものは無視する傾向．

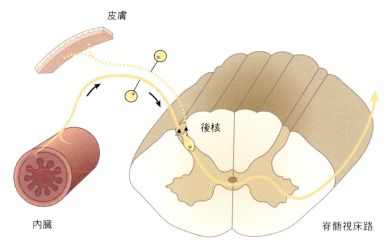

図2 ◆ 関連痛の収束−投射仮説

　起こりがちなのは，魅力的な1つの診断仮説を採用すると（アンカリング），思考の早期閉鎖が起こりがちになり，診断仮説を支持するデータのみを集め，支持しないものは無視することへの誘惑（確証バイアス）にかられます．このような，アンカリング → 思考の早期閉鎖 → 確証バイアスといった連鎖に陥らないよう気をつける必要があります．想定外の可能性はないかと考えることは，誤りを避けるために必要です．

3）関連痛に注意する

　私たちの臨床判断を迷わせる代表的なものに**関連痛**があります．関連痛では，障害臓器とは離れた部位に疼痛が自覚されます．関連痛が起こるメカニズムの説明の1つに**収束−投射**（convergence-projection）**仮説**[1]があります．臓器の侵害受容器からの疼痛シグナルを伝達する臓性求心性神経線維は，皮膚からの疼痛を伝える体性求心性神経線維と同レベルの脊髄後核に入ります．疼痛シグナルは対側の脊髄視床路を上行し，脳の体性感覚野にシグナルを投射します（図2）．脳は臓性求心性神経と体性求心性神経の分布領域を分けて認識できないため，臓性領域ではなく体性領域の痛みと解釈してしまいます．例えば急性虫垂炎の初期には，糞石などで虫垂入口部が閉塞し，内腔が拡張するため内臓痛が起こります．虫垂からの疼痛シグナルを伝える臓性求心性神経線維は，脊髄のT10に入ります．T10の皮膚分節は臍部であり急性虫垂炎の初期には，臍部に疼痛・不快感が自覚されます[7]．腹膜に炎症が及ぶと，これは体性痛となり右下腹部（McBurney点）に圧痛を引き出せます．他の例として，心臓における虚血を痛覚として伝達する臓性求心性神経線維は，心臓を支配する交感神経を通り，交感神経節を経由してT1〜5の左側に入ります[8]．これで急性冠症候群において胸骨下から左胸，左腕の内側（T1）に疼痛が自覚されることが理解できます．ところが，疼痛は，左肩（C4），左頸部〜顎部（C2，3），後頭部（C2），上腹部（T6，7）にも自覚されることがあります（図3）[8]．このようなときに限って胸痛は自覚されません．誰もが疼痛を自覚する部位にある臓器の異常を考えてしまいます．

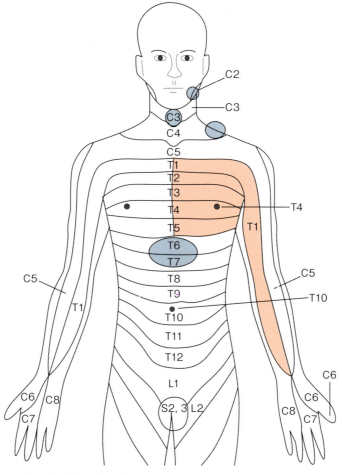

図3 ◆ 心筋虚血で痛みが起こる部位
赤色：典型的な疼痛部位，青色：非典型的な疼痛部位

❸ 異常の源が複数あり，解釈が複雑なとき

● オッカムのかみそりとヒッカムの格言

　観察された症状，徴候，検査の異常を説明するときにそれらの源は1つとするのか，複数の疾患からなる仮説を立てるのかということは意識する必要があります[9]．前者はオッカムのかみそり，後者はヒッカムの格言と呼ばれます．オッカムのかみそりを選択したときは，患者に認めるすべての現象を説明する1つの疾患を探します．対照的にヒッカムの格言はどの患者も複数の疾患に罹患しうるという考え方を採用します．一般に50歳以下の患者ではオッカムのかみそりを用いた方がよいとされ，超高齢社会ではヒッカムの格言に当てはまる患者が少なくありません．診断困難なときには，問診と丁寧な診察をくり返し，見逃している異常がないかを探します．そこで観察された異常が1つの疾患に集束するときは，その疾患が源である可能性は高いと言えます．観察された1つの異常でも診断仮説と合わないときは，無理に診断を決めてしまうのは危険です．仮説が異なる，またはヒッカムの格言を当てはめた方がよいときかもしれません．

❹ 源が稀な疾患，もしくは未知のとき

● 普段からの備え

普段からの備えが大切です．私に診断の本質を教えてくれたティアニー先生が以下の言葉を教えてくれました．

"Discovery favors the prepared mind"

これはパストゥールの残した言葉です．日頃から備えておくことで新たな発見もできます．診断において頻度の多い疾患から考えるのは当然のことですが，目の前の患者はきわめて稀な疾患かもしれません．日頃から稀な疾患も学んでおかないと診断できようもありません．経験から学ぶことが最も重要ですが，経験を獲得された経験にするためには，日頃からの学びと備えが大切です．

まとめ

診断が難しいときは，辛い思いすることも少なくありません．しかし，正しく解釈する過程に楽しさを感じ，そこから学ぶことに悦びをおぼえることも多いと思います．根気よく情報を収集し，解析し，患者の回復につなげたいものです．

◆ 文　献

1） Rathmell JP, et al：Pain: Pathology and management. Harrison's Principles of Internal Medicine 19th ed (Kasper DL, et al, eds)，pp87-95, McGraw-Hill, 2015
2） Panju AA, et al：Is this patient having a myocardial infarction？ The rational clinical examination： Evidence-based clinical diagnosis (Simel D, et al, eds)，pp461-470, McGraw-Hill, 2009
3） Smetana GW, et al：Does this patient have temporal arthritis？ The rational clinical examination： Evidence-based clinical diagnosis (Simel D, et al, eds)，pp643-652, McGraw-Hill, 2009
4） Martin M, et al：Diagnostic Scheming. J Gen Intern Med, 30：1874-1878, 2015
5） Bowen JL：Educational strategies to promote clinical diagnostic reasoning. N Engl J Med, 355：2217-2225, 2006
6） Croskerry P：The importance of cognitive errors in diagnosis and strategies to minimize them. Acad Med, 78：775-780, 2003
7） Drake RL, 他：臨床症例 症例1 虫垂炎．「グレイ解剖学　第3版」(Drake RL, 他／編，塩田浩平，秋田恵一／監訳)，pp45，エルゼビア・ジャパン，2016
8） Moore KL, 他：心臓．「臨床のための解剖学」(Moore KL, 他／編，佐藤達夫，坂井建雄／監訳)，pp132-156，メディカル・サイエンス・インターナショナル，2016
9） Hilliard AA, et al：Clinical problem-solving. Occam's razor versus Saint's Triad. N Engl J Med, 50：599-603, 2004

松村正巳　Masami Matsumura
自治医科大学 地域医療学センター 総合診療部門
大学教員になり日々の教育・診療・研究のなかで，教えることは学ぶこと，人を理解することは自分を知ることだと解りました．

第1章 診断困難症例に出会ったら

2 診断に困ったときにどうするか？
~考え方，連携のススメ，支援ツールの活用

徳増一樹，小比賀美香子，大塚文男

> **Point**
> - 診断困難症例への考え方：直感的思考と分析的思考，そして除外診断の重要性を理解しよう
> - 他診療科との協力は，鑑別診断のためなのか，検査目的なのか，治療介入が必要なのか，目的を明確に伝える
> - 「症例くん」と「PINACO」は，同様の症例を検索するのに便利
> - それでも診断がつかないときでも，患者の気持ちに寄り添い，患者への説明を十分に行う

Keyword 診断困難症例　　直感的思考（system 1）　　分析的思考（system 2）　　他科連携
　　　　　　症例くん　　PINACO

はじめに

　日々の診療のなかでは，「これは感染性心内膜炎だ！」「これはトキシック・ショック症候群だ！」など，稀な疾患をスムーズに診断できることもあります．しかし，診療を続けるにつれ，検査に検査を重ねても診断できない症例，患者がくり返し苦しんでしまう症例に出会います．
　そこで，「もう，お手上げだ…．大きい病院に紹介しよう」という選択をとることもできますが，離島やへき地など，すぐさまそれができない状況もあります．
　診断困難症例は，スーパーマンのような診断技術が必要なわけではありません．ステップ，ステップをきちんとふんでいく着実性が重要なのです．
　それらを1つずつみていきましょう．

> **症例①**
> 　体重減少と右多量胸水精査目的に前医より紹介となった30代男性．前医を受診する数日前から特に体動時の息苦しさが顕著となり受診した．前医で胸水穿刺を行ったところ，血性胸水で滲出性であった．胸水細胞診を3回提出するも，すべてno malignancy．VATS（ビデオ補助下胸部手術）で胸膜を10カ所生検するも，すべてno malignancy．肺炎や膿胸，結核でもなく，原因不明…，ということで紹介となった．

表1 ◆ 直感的思考と分析的思考

直感的思考（system 1）	分析的思考（system 2）
直感的，経験的	分析的，体系的
受動的	能動的
迅速，労力がかからない	ゆっくり，労力がかかる
信頼性は低く，不安定	信頼性は高く，一貫している
エラーが起きやすい	エラーは稀である
感情的な執着がある	感情的に執着しにくい
科学的な厳密さに乏しい	科学的に厳密
ゲシュタルト/パターン認識	堅実性がある

（文献1，2を参考に作成）

1 診断困難症例への考え方

1）直感的思考（system 1）および分析的思考（system 2）〜デュアルプロセスセオリー〜

臨床経験が豊かになるにしたがって，多くの情報から必要不可欠なものを拾い上げ，それらを統合しすばやく診断に至ることができます．経験値を重ねたほうが診療のスパイラルを短縮でき，診療の効率は上がります．表1に示すように直感的思考（system 1）を使って，早く的確に診断に至るのはなんとも格好いいものです．

しかし，症例①でも示したように診断困難症例は直感的思考のみではなかなか太刀打ちできません．

そのようなときに，分析的思考をきちんと行っていく必要があります．

2）除外診断の確実性

a）まずは十分な鑑別疾患を想起

分析的思考（system 2）はとても大変で時間のかかる過程です．

総合診療医と臓器専門医の違いについて，「臓器専門医は当該領域の症例をくり返し経験することによる診断と手技の精度向上をトレーニングの主眼とするが，ケースの振れ幅が大きい総合診療では類似症例の蓄積が難しく，レパートリーの広さや未経験の問題への対処という全く異なる方向での進化が要求される．したがって学習方略は，主訴から診断・治療へのパターン認識ではなく，病歴や身体診察の各段階での考え方の研鑽が中心となる[3]」と指摘されるように，総合診療のなかで診断・治療が一筋縄ではいかない患者によく遭遇します．

まずは，しっかりと鑑別疾患を考え，特定の疾患にフォーカスし過ぎないことが重要です．その際には，例えば「VINDICATE-P」のような自分自身がよく使っている鑑別疾患の系統的な考え方を使用することが多いと思います（表2）．

しかし，これだけでは不十分なことが多く，重要な疾患がすり抜けてしまうことがあります（図1）．最初に想起できていなくても，診断プロセスのなかで振り返ることはできます．本稿

表2 ◆ 鑑別疾患の考え方の例「VINDICATE-P」

V	Vascular	血管系
I	Infection	感染症
N	Neoplasm	悪性腫瘍
D	Degenerative disease	変性疾患
I	Idiopathic/Iatrogenic/Intoxication	特発性/医原性/薬物中毒
C	Congenital	先天性
A	Autoimmune	自己免疫
T	Trauma	外傷
E	Endocrine	内分泌
P	Psychiatric	精神・心因性

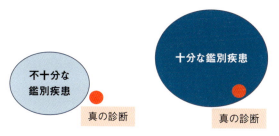

図1 ◆ 十分な鑑別診断の必要性
鑑別疾患が不十分だと,どうしても"漏れ"が出てしまいます.
文献検索や上級医のアドバイスで診断途中でも鑑別疾患を広く
もつことがまず大切です.

の症例①では,「**胸水細胞診の悪性所見:陰性**」,「**胸膜生検の悪性所見:陰性**」であり,それらの時点で「悪性腫瘍ではないな」という考えになるのです.

そして,必ず文献検索を行います.

 ここがポイント
・診断過程で「違和感(自分の考えている鑑別疾患に合わない点)」があれば,再び鑑別疾患を考える作業,広げる作業が必要.
・必ず文献検索をする.

例えば,症例①に関して,Webで"Differential diagnosis of pleural effusion"と検索すれば,いくつか文献がヒットし,表3のような記載があります.

そして,次の**b)**で診断に迫っていきます.

表3◆胸水の原因

感染症	肺炎随伴胸水,急性膿胸,慢性膿胸,結核性胸膜炎,寄生虫
悪性腫瘍	原発性肺癌,転移性肺腫瘍,胸腺腫,白血病
膠原病	関節リウマチ,SLE,好酸球性多発血管炎性肉芽腫症(eosinophilic granulomatosis with polyangiitis:EGPA)
消化器	肝硬変,急性膵炎,肝膿瘍,横隔膜下腫瘍,腹膜炎,食道穿孔
心血管	うっ血性心不全,肺塞栓症,胸部大動脈瘤破裂,Dressler syndrome
腎	ネフローゼ症候群
婦人科	メーグス(Meigs)症候群,胸膜子宮内膜症
医原性	薬剤,胸部・腹部術後,放射線
その他	外傷性,自然気胸,黄色爪症候群,サルコイドーシス,肺リンパ脈管筋腫症

(文献4を参考に作成)

b) 診断を寄せていくということ ～除外診断の確実性～

前述の a) で鑑別を広げた後,次に診断に迫っていく作業が必要です.

そのなかで重要になってくるのが,「**除外診断の確実性**」という考え方です.基本に忠実に,

- 病歴の再聴取と身体診察,Review of Systems の使用
- 血液培養,喀痰培養,喀痰抗酸菌培養,尿培養などの培養検査
- ツベルクリン反応,T-SPOTなどのインターフェロンγ遊離試験
- X線検査,CT検査,MRI検査などの画像検査

を組合わせて,鑑別疾患から除外できるものを除外し,診断を寄せていくというプロセスです(図2).

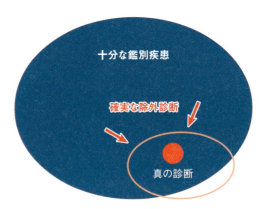

図2◆診断を寄せていくということ～除外診断の確実性～

どうしても非典型的な症例や稀な症例は,すぐに診断がつかず精神的にもつらくなってしまいます.そのようなときには,除外診断を確実に行うことが重要となります.

症例①のその後の経過

症例①では血液培養や喀痰培養，胸部X線，CTといった画像検査による感染症の否定，病歴の再聴取，血清学的検査による膠原病の否定を行いました．

胸水穿刺を行うと，胸水中アミラーゼ/リパーゼ高値，胸水中タンパク高値で腹部CT上仮性膵嚢胞があったことから膵性胸水と診断しました．

腹痛がなかったこと，初診時には血清中の膵酵素がほとんど上がっていなかったことから診断がつきにくかったと推測します．

余談　FDG-PETの活用

リウマチ性多発筋痛症や血管炎の診断にFDG-PETの有用性が研究されており[5]，診断困難症例に対する有用性もありそうです．実際，2018年4月の診療報酬改定で大型血管炎（高安動脈炎と巨細胞性動脈炎）にPET（FDG-PET，FDG-PET/CT）が保険適用となりました[6]．しかし，適用の条件はすでに大型血管炎と診断のついている患者の，病変の局在または活動性の診断で，不明熱の鑑別診断や疑い症例での診断目的の検査は適用になりません．

今後，適用が拡大される可能性は十分にあります．

注：市販のFDG製剤によるPET検査のみが算定され，検査にあたってはPET施設での確認が必要．

❷ 他診療科との協力

総合診療医として働いていると，他の臓器専門医との協力は必要不可欠です．特に診断に困り，専門領域の鑑別疾患・検査の助言をもらいたいとき，診断のための生検など検査が必要なとき，治療介入自体が必要なときがあります．

ここがポイント
- 鑑別を広げる
- 除外診断の確実性をより確実なものにする
- 診断的治療に踏みきる
- ドレナージなど治療介入をお願いする

そして，何よりコンサルテーションのときには目的を明確化して伝えるようにしています（表4）．

各診療科，その科の先生の得意分野を知ることでさらにコンサルテーションがうまくいきます．

表4 ◆ 総合診療医より各診療科へのコンサルテーションの例

診療科	よくある疾患	コンサルテーションのポイント
感染症内科	IE, 固形臓器膿瘍, 不明熱	抗菌薬の選択, 治療期間 治療・診断的治療
膠原病・ リウマチ内科	PMR, EORA, 血管炎, 不明熱	診断の妥当性 治療・診断的治療
神経内科	筋炎, 末梢神経障害	診断の妥当性, 筋生検や神経生検
血液内科	キャッスルマン病, TAFRO症候群, POEMS症候群	診断の妥当性 治療
循環器内科	IE	TEEの適応, 抗菌薬の選択, 治療期間
皮膚科	多型滲出性紅斑, 結節性紅斑, 水痘・帯状疱疹, TSS/TSLS	皮膚生検, ツァンク試験 治療
泌尿器科	結石性腎盂腎炎	ステント留置の適応
整形外科	化膿性関節炎, 偽痛風, 痛風	難しい箇所の関節穿刺 関節ドレナージ
心臓血管外科	IE	IEの手術適応
精神科	線維筋痛症	精神状態の評価, 薬物・認知行動療法

IE：infective endocarditis（感染性心内膜炎）
PMR：polymyalgia rheumatica（リウマチ性多発筋痛症）
EORA：elderly onset rheumatoid arthritis（高齢発症関節リウマチ）
TAFRO症候群：Thrombocytopenia（血小板減少症），Anasarca（全身浮腫，胸腹水），Fever（発熱，全身炎症），Reticulin fibrosis（骨髄の細網線維化，骨髄巨核球増多），Organomegaly（臓器腫大；肝脾腫，リンパ節腫大）をきたす症候群
POEMS症候群：多発性神経炎（Polyneuropathy），臓器腫大（Organomegaly），内分泌障害（Endocrinopathy），M白血症（M-protein），皮膚異常（Skin changes）をきたす症候群
TEE：trans-esophageal echocardiogram
TSS：oxic shock syndrome（トキシックショック症候群）
TSLS：Toxic shock-like syndrome（劇症A群溶連菌感染症とも言われる，トキシックショック症候群の様相を呈する症候群）

症例②神経内科宛てのコンサルテーションの書き方の例

平素より大変お世話になっております．
周期的に筋炎をくり返す74歳女性の診断，さらなる精査についてのご高診依頼です．
Aさんは，来院の約半年前に…（以下，詳細な病歴）

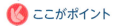 ここがポイント

コンサルテーションのときは，目的を明確に（表4）！

表5 ◆「症例くん」と「PINACO」の比較表

	症例くん	PINACO
概要	● キーワード検索 ● AND, OR で絞りこめる	● 症例の類似度,新しい順,古い順で50件表示
メリット	● キーワードに該当する症例がすべて表示される ● 網羅的	● 症例の類似度が%で表示される（これはとても画期的） ● 現病歴などをそのまま入力できる ● 発表年月を設定できる
デメリット	● キーワードは自分で設定する必要がある ● キーワード設定が漏れると症例に引っかからない ● 発表年月を設定できない	● 50件までの結果しか表示されない

❸「症例くん」と「PINACO」の使い方

「症例くん」と「PINACO」はどちらも日本内科学会が運営する演題抄録検索システムです（表5）.

北海道から九州まで全国10支部において年間35回の内科学会地方会が行われており，それらの演題抄録を2005年度から検索できます．診断困難症例にあたったときは，同様の症例がないか検索し，そこから鑑別診断を広げることもできます．なんといっても，ほぼすべてが日本人のデータであり，日本語で書かれているのですばやく情報収集できるのは最大のメリットです．

まずは下記のサイトから日本内科学会のホームページ上の演題抄録検索システムにログインする必要があります（https://member.naika.or.jp/member/content/ninsho1/search.html）.

> **ここがポイント**
> 「症例くん」と「PINACO」は，日本語で書かれているので情報収集しやすい．

あくまで閲覧できるのは抄録なのですが，その症例の概要を知ることはできます．

実際，「症例くん」で症例①を入力しました．40歳以下男性，「胸水」and「体重減少」で入力すると7件ヒットし，若年発症原発性ガンマグロブリン血症，Pulmonary tumor thrombotic microangiopathy，粟粒結核，悪性黒色腫，ネフローゼ症候群を呈したHIV関連腎症，そして「健常男性に右大量膵性胸水で発症した縦隔内膵仮性嚢胞の1例」がヒットしました．このキーワードに「体重減少」を入れないと446件ヒットとなりますので，まずはキーワードを複数入力することでより類似した症例を検索することができます．

❹ それでも診断がつかないとき

いくら鑑別疾患を考えても，時間をかけても，論文を調べても診断がつかないことはありま

す．そのようなときこそ，患者への説明を十分に行い，患者の気持ちに寄り添うべきだと考えます．

症例③診断がつかないとき：不明熱の患者

患者「結局，原因はわからないのですか…．熱が出るたびに，そのまま死んじゃうんじゃないかと，とても不安です．夜も眠れないこともあります．どうしたらよいのでしょうか…．」

医師「確かに，そのお気持ちはよくわかります．ただ，現時点でできる検査は十分に行っており，それでも重大な病気が見つかっていないことは逆にいいことかもしれません．発熱の原因がわからなかったとき，その発熱が原因で亡くなることはほとんどないという報告もあります．もちろん，今後も定期的に通院していただき定期的な検査は行い，少しでも安心していただけるように引き続きサポートいたします．」

原因不明のときの予後は？

274人の不明熱/原因不明の炎症性疾患のうち131人（約50％）は診断がつかず，平均5年にわたってフォローアップしその予後について検討した研究[7]があります．原因不明患者のうち，亡くなったのは9人/131人（6.9％），このうち亡くなった原因が判明したのは6人でそのなかの5人はこの不明熱以外の原因だったとされています．

これは不明熱/原因不明の炎症性疾患の話ですが，ほかに原因不明の胸痛など症候によっては，臨床研究の報告があるものもあります．患者への説明は難しいですが，このようなデータを使うこともできます．

まとめ

臨床において誰もが診断困難症例に出会いますが，実はその多くに何らかのバイアスがかかっており，鑑別疾患が不十分，除外診断が確実でない，などの原因があると思われます．自分の診断仮説が臨床経過に合致しているか，ちょっとした違和感はないかを常に自分に問いかけ，診療していくことが大事だと考えます．

文献

1) Croskerry P：A universal model of diagnostic reasoning. Acad Med, 84：1022-1028, 2009
2) Norman G：Dual processing and diagnostic errors. Adv in Health Sci Educ, 14：37-49, 2009
   ▶ 1) 2) は診断のプロセス，診断エラーについて書かれた代表的な論文．
3) 「50のCommon Diseaseから学ぶ診断推論」（鋪野紀好，生坂政臣/訳），メディカル・サイエンス・インターナショナル，2018
4) Sato T：Differential Diagnosis of Pleural Effusions. JMAJ, 49：315-319, 2006
   ▶ 胸水の鑑別疾患に関する日本の論文．
5) Moosig F, et al：Correlation between 18-fluorodeoxyglucoseaccumulation in large vessels and sero-

logical markers of inflammation in polymyalgia rheumatica: a quantitative PET study. Ann Rheum Dis, 63：870-873, 2004
  ▶ 大型血管炎とPMRに関するFDG-PETの有用性に関する論文.
6）厚生労働科学研究費補助金・難治性疾患等政策研究事業　難治性血管炎に関する調査研究
  https://www.vas-mhlw.org/news/2018/03/20180312095747.html
7）Catharina M, et al：Long-term prognosis, treatment, and outcome of patients with fever of unknown origin in whom no diagnosis was made despite extensive investigation. Medicine, 97：25 (e11241), 2018
  ▶ 不明熱の予後についての論文.
8）Vanderschueren S, et al：Mortality inpatients presenting with fever of unknown origin. Acta Clin Belg, 69：12-16, 2014
  ▶ 別の不明熱の予後についての論文．2000年から2010年にかけて不明熱患者436人について，6カ月以上のフォローアップを行ったもの．不明熱に関連した死亡率は6.9％で悪性腫瘍の割合が多かったとされる．ベルギー発.
9）「ABC of 臨床推論」（Nicola Cooper，John Frain/著，宮田靖志/監訳），羊土社，2018
  ▶ 臨床推論の基本が学べる訳本.

Profile

徳増一樹 Kazuki Tokumasu

岡山大学病院 総合内科
専門：総合内科／総合診療・診断学・不明熱・医学教育
沖縄県立中部病院にて初期・後期研修，沖縄県立北部病院 総合内科スタッフを経て現職.
地域において総合診療・総合内科を盛り上げようと奮闘中．日々，医学生と研修医とともに学び，ともに成長しようと努力しています．Generalな診療と医学教育をうまく組合わせ，次世代のGeneralist育成をめざしています．

小比賀美香子 Mikako Obika

岡山大学病院 総合内科 講師
専門：総合内科／糖尿病・医学教育
Narrative Medicineをはじめ，全人的医療をめざした教育にも力を入れています．最近は哲学カフェをはじめました．
岡山大学病院 総合内科 ホームページ
http://okayama-u-sougounaika.jp/
岡山大学病院 総合内科 フェイスブックページ
https://www.facebook.com/okadaisougounaika/

大塚文男 Fumio Otsuka

岡山大学病院 総合内科 教授／副病院長
専門：総合内科／内分泌代謝
General mindをもった総合内科医・総合診療医を育成するために多方面にわたり展開中.
医局の雰囲気はとても"Welcome"です.

第1章 診断困難症例に出会ったら

3 診断困難症例に対するアプローチ

畠山修司

Point
- 診断困難例であることを正しく認識する
- 診断困難に陥りやすい疾患を知る
- 鑑別を念頭に病歴聴取と身体診察をくり返す・適切に経過観察する
- 診断の手がかりやキーワードを見出し,適切に選択する
- 診断支援リソースを活用し,知識や情報を適切に収集する
- クリニカル・パールやエキスパート・オピニオンを適切に活用する

Keyword 臨床推論　不明熱　情報技術(IT)　人工知能(AI)

はじめに

　今日の医療技術をもってしても,原因を明らかにできない疾患は一定の割合で存在します.例えば,いわゆる不明熱に限っても,最終的に原因を明らかにできないものが半数に上ると報告されています.一方,疾患の原因が本当に"不明"であるのかは,臨床医の力量に左右されることも事実です.診断に王道はありません.相手をよく知り,実直にアプローチをくり返すことが重要なのだと思います.

❶ 診断困難例であることを正しく認識する

　適切な臨床推論や一定の精査によってもなお,診断が困難な症例であることを,まずは正しく認識する必要があります.不明熱が良い例でしょう.必要な臨床推論や検査の過程を経ていないだけの,とりあえず原因がわかっていない発熱を"不明熱"と言うべきではありません.目の前の患者が,真の意味で不明熱のカテゴリーに属するということを正しく判断してはじめて,適切な不明熱の鑑別に進むことができます.

表1 ◆ 不明熱の古典的な原因

疾患型	よくある	時にある	稀	
腫瘍	リンパ腫[※1] 腎細胞癌	前白血病[※1] 骨髄増殖性疾患[※1]	心房粘液腫 多発性骨髄腫 大腸癌／膵臓癌／肝癌	転移性脳腫瘍／肝腫瘍 全身性肥満細胞症[※1]
感染症	粟粒結核 ブルセラ症[※1,※2] Q熱[※1]	腹腔内／骨盤内／腎膿瘍[※2] 腸チフス[※1,※2] トキソプラズマ症[※1] 猫ひっかき病[※1] EBV／CMV／HIV 肺外結核（腎・中枢神経）	感染性心内膜炎[※2] 歯性膿瘍 慢性副鼻腔炎／乳突蜂巣炎 亜急性骨髄炎 大動脈消化管瘻 人工血管／血管内デバイス感染[※2]	回帰熱（ボレリア）[※1] レプトスピラ症 ウィップル病 多中心性キャッスルマン病 マラリア[※1] 慢性前立腺炎
リウマチ／炎症性疾患	Still病 巨細胞動脈炎[※1] 若年性特発性関節炎[※1] リウマチ性多発筋痛症	結節性多発動脈炎[※1] 顕微鏡的多発血管炎[※1] 高齢発症関節リウマチ SLE[※1]	高安動脈炎[※1] 菊池病 サルコイドーシス（中枢神経） フェルティ症候群	多関節型痛風／偽痛風 抗リン脂質抗体症候群 ベーチェット病[※1]
その他	薬剤熱[※1] 肝硬変[※1]	亜急性甲状腺炎[※1] 炎症性腸疾患（クローン病）[※1]	肺塞栓 偽リンパ腫[※1] 周期性好中球減少症[※1] 周期性発熱／自己炎症症候群[※1]	視床下部機能障害 副腎不全 詐熱[※1]

※1：不明熱をくり返すことがある．
※2：菌血症が疑われれば，血液培養が診断に重要である．
略語は表5の脚注を参照．
（文献1より引用）

表2 ◆ 診断マーカーのない（一般的でない）リウマチ性／炎症性疾患の例

Still病
巨細胞性動脈炎
高安動脈炎
結節性多発動脈炎
顕微鏡的多発血管炎の一部
ベーチェット病
リウマチ性多発筋痛症
再発性多発軟骨炎
サルコイドーシス
自己炎症症候群の一部

❷ 診断困難に陥りやすい疾患を知る

　どのような疾患群が診断困難とされることが多いかを知り，その疾患に精通しておくことは，診断精度の向上に有意義です．不明熱と表現されやすい疾患群（表1）や，診断マーカーがない（または一般的でない）リウマチ性／炎症性疾患（表2）が代表的でしょう[1]．頻度の理解も重要であり，腫瘍では血管内リンパ腫を含むリンパ腫，腎細胞癌，感染症では粟粒／肺外結核，

リウマチ性/炎症性疾患ではリウマチ性多発筋痛症，Still病，巨細胞性動脈炎，その他では薬剤熱が，不明熱の原因として多くみられます（表1）．

医原性に診断困難をきたすこともしばしば経験します．血液培養や尿培養を採取することなく抗菌薬が投与された場合，単なる解熱・抗炎症目的にステロイドが投与された場合や，多くの薬剤による過剰な修飾を受けた場合などです．このような症例で診断を進めるには，患者の状態が許す限り薬剤を中止し，再評価しなければならないため，すべての臨床医はあらかじめ注意を払う必要があります．

❸ 診断困難例へのアプローチ

診断のプロセスは，適切な病歴聴取と身体診察から診断仮説と鑑別診断を考え（臨床推論），必要な検査計画を立てることによります．どれほど診断が困難な症例であっても，この基本プロセスを忠実にくり返すことが，正しい診断への最短の道にほかなりません．

1）病歴聴取と身体診察をくり返す

これにはいくつかの意味があります．

① 医師は，一度ですべての病歴を適切に聴取できるとは限りません．患者もまた，一度聞かれただけで自分の病歴を十分に思い出し，伝えることは容易ではないでしょう．

② 鑑別疾患の鍵となる病歴や所見がないかどうか，その目で（鑑別疾患を意識しながら）病歴を聴取し，身体診察をし直すことも重要です．漫然と診察していても，患者が発するサインに気づかないことはよくあります．一方で，先入観が強過ぎると，どのようなサインもその通りに見えてしまうものです．あくまでニュートラルな判断が求められます．

③ 当初なかった所見が，途中で現れることはよくあります．関節や側頭部の圧痛，淡い皮疹，顎跛行など，入院中に丁寧に診察をくり返し，鍵となる症状や所見の出現をとらえた結果，診断に結びつくことはしばしば経験します．このような所見や症状は，一度診察して陰性であれば，ともすれば診察し直すことは少ないかもしれません．診断困難例では特に，正確かつ十分に身体診察をくり返すことの重要性を示しています．

④ 病歴をまとめ直し，明確にすることは重要です．診断困難例の病歴は，往々にして複雑です．図や表を用いた整理が，病歴の正確な解釈に役立つこともあります．周期性発熱で入院精査をくり返していた成人患者で，発熱期間は3～4日，5日程度，数日間などと，その都度病歴が記載されていました．しかし，家族が記録していた体温の記録をもとに表にまとめ直したところ，すべて72時間以内の発熱であることが明確になったことがありました．このように，周期性発熱（自己炎症症候群）では発作の周期と期間は鑑別のポイントになるため（表3），正確な把握は重要です[2)3)]．また，薬剤熱の関与も，経過の図表化によって明確になることがあります．

表3 ◆ 周期性発熱症候群（自己炎症症候群）の典型的な発作期間と周期

	FMF	TRAPS	HIDS	CAPS			PAPA	PFAPA
				FCAS	MWS	NOMID		
発作期間	1〜3日	7〜21日	3〜7日	＜1日	1〜2日	不定	不定	2〜7日
発作周期	週・月・年（不定期）	5〜6週（不定期）	4〜8週（不定期）	不定期（寒冷曝露7時間）	不定期（数週）	不定期	不定期	2〜8週

FMF：familial mediterranean fever（家族性地中海熱）
TRAPS：tumor necrosis factor alpha receptor-1 associated periodic syndrome（TNF受容体関連周期性症候群）
HIDS：hyperimmunoglobulin D syndrome（高IgD症候群）
CAPS：cryopyrin-associated periodic syndromes（クリオピリン関連周期熱症候群）
FCAS：familial cold autoinflammatory syndrome（家族性寒冷自己炎症性症候群）
MWS：Muckle-Wells syndrome
NOMID：neonatal-onset multisystem inflammatory disease（新生児期発症多臓器系炎症性疾患）
PAPA：pyogenic arthritis with pyoderma gangrenosum and acne（化膿性無菌性関節炎・壊疽性膿皮症・アクネ症候群）
PFAPA：periodic fever with aphthous stomatitis, pharyngitis, and cervical adenitis（周期性発熱・アフタ性口内炎・咽頭炎・頸部リンパ節炎症候群）
（文献2, 3より引用）

2）経過観察し，病歴にフィードバックする

　適切に経過観察し，診察をくり返すことは，診断困難例の診断における1つの重要な要素です．前述のように，経過によって情報が増えることや，経過が診断を教えてくれることもあります．いわゆる"診断的治療"と称して抗菌薬やステロイドなどを投与し，正確な診断の妨げになることに終始することは避けるべきです．正しい診断は，適切な治療に直結します．自信をもって治療にあたることができるかどうかは，その後のさまざまな困難（合併症や副作用）に対処する際にも重要です．不明確な治療の導入は，患者と医師の両者に心理的・身体的な負担を生じえます．一方，確定診断が得られていなくても，タイムリーな治療が必要になることもあるでしょう．重篤な臓器障害が急速に進行する血管炎症候群や高サイトカイン血症候群を呈する全身性炎症性疾患などに対するステロイド，中枢神経結核や播種性結核を疑ったときの抗結核薬，腫瘍熱を疑ったときのナプロキセンなど，一部の状況に限られます．

3）手がかり・キーワードを見出し，適切に選択する

　不明熱や診断困難例では特に，診断の糸口を見出すことが肝要です．適切な手がかりをもとに，いかに臨床推論を組み立てるかが鍵になります．

a）患者の言葉を適切な医学用語に変換する

　「1カ月前から風邪を引いていた」と患者が言ったとして，それを「1カ月続く感冒症状」と変換することは適切ではありません．具体的な症状を聴取し，適切な医学用語に変換すべきです．単に微熱または咳が続いていることが，「風邪」と表現されることはよく経験します．亜急性甲状腺炎の患者はしばしば「のどが痛い」と言って受診します．「肩が痛い」場合でも，肩関節痛と肩周囲の筋痛とでは鑑別が変わります．

表4 ◆ 不明熱（発熱）の鑑別に有用な因子

患者背景	急性（3週以内）である，入院中である，海外渡航歴がある，免疫不全である，薬剤の使用がある
随伴症状	各臓器の特異症状，悪寒戦慄，皮疹，関節痛，リンパ節腫脹，しびれ，随伴症状に乏しい
リスク因子	HIV感染症，好中球減少，免疫抑制薬やステロイドの使用，先天性心疾患，血液（腹膜）透析，最近の抗菌薬使用，腹水を伴う肝硬変，糖尿病，地域流行，濃厚接触
身体所見	心雑音，側頭動脈圧痛，顎跛行，結膜充血，甲状腺圧痛，比較的徐脈，発熱の割に元気
検査所見	白血球減少，左方移動，異形リンパ球，好酸球増多／減少，血小板減少，AST／ALT上昇，ALP／γGTP上昇，フェリチン高値，赤沈亢進，尿白血球／赤血球／蛋白

b）手がかり・キーワードを見出す・適切に選択する

　不明熱や診断困難例に対して，やみくもに検査を行っても，さほど診断に寄与せず，五里霧中に陥りがちです．患者背景，随伴症状，リスク因子，身体所見や検査所見から，何らかの手がかりを適切に見出し，それを糸口に解決していく必要があります．例として，不明熱（発熱）の臨床推論に有用な因子（表4）と一般検査（表5）を示します．

　候補となるキーワードは，「発熱＋血小板減少＋皮疹」「発熱＋血小板減少＋海外渡航」「発熱＋血球貪食＋関節炎」などのように，臨床コンテクストに応じて適切なものを選択する必要があります．それらを手がかりとし，解決すべき問題点を整理したうえで，臨床推論をくり返します．

4）診断支援リソースを活用し，知識や情報を収集する

　教科書，文献，データベースなどから，診断に必要な知識やデータを適切に収集しなければなりません．近年の情報技術（information technology：IT）の発達により，この部分は質的・量的・時間的に多大な向上がみられているため，診断分野でも適切に利用すべきです．臨床での意思決定を支援するツール（UpToDate®，BMJ Best Practice，DynaMed®）や医療情報検索エンジン（ClinicalKey®）などは，常にアップデートされた情報やエビデンスに，短時間かつ容易にアクセスできることが利点です．また，診断困難例においては，「稀な疾患のコモンな徴候」や「コモンな疾患の稀な徴候」を適切に想起できるかが鍵になりますが，これには過去の症例報告を参照することも有用です．例えば，日本内科学会の症例報告（抄録）検索システムであるキーワード検索「症例くん」や類似症例検索システム「PINACO」を用いれば，症候（群）や臨床コンテクストから，過去に報告されている類似症例を検索することができます．おそらくGoogleなどの一般的な検索エンジンも，情報の精度や取捨選択には注意が必要ですが，診断リソースとして一定の価値をもつことは，すでに多くの医師が実感していることと思います．

表5 ◆ 不明熱（発熱）診断の手がかりとなる一般検査所見

白血球減少	リンパ球減少	血小板増加	ALP上昇	γグロブリン増加
白血病	リンパ腫	悪性腫瘍	多発性骨髄腫	［多クローン性］
粟粒結核	CMV	骨髄増殖性疾患	白血病	心房粘液腫
腸チフス	HIV	リンパ腫	肝転移	HIV
マラリア	粟粒結核	粟粒結核	リンパ腫	マラリア
ブルセラ症	Q熱	慢性感染症	癌腫	Q熱
EBV/CMV	ブルセラ症	（骨髄炎・膿瘍等）	肝膿瘍	SLE
RA（フェルティ症候群）	マラリア	SBE	HIV/EBV/CMV	PAN
SLE	ウィップル病	Q熱	Q熱	高安動脈炎
サルコイドーシス	サルコイドーシス	GCA	マラリア	肝硬変
菊池病	SLE	PAN	粟粒結核	多中心性キャッスルマン病
周期性好中球減少症	LORA		PAN	［単クローン性］
単球増加	肝硬変	**血小板減少**	JIA	多発性骨髄腫
骨髄増殖性疾患	**赤血球貪食**	白血病	薬剤熱	WM
リンパ腫	リンパ腫	リンパ腫	肝硬変	CMV
粟粒結核	急性白血病	癌腫症	潰瘍性大腸炎	腸チフス
SBE	多発性骨髄腫	骨髄増殖性疾患	**AST/ALT軽度上昇**	**抗核抗体陽性**
腸チフス	骨髄増殖性疾患	EBV/CMV	Q熱	HIV/EBV/CMV
EBV/CMV	HIV/EBV/CMV	HIV	ブルセラ症	結核
サルコイドーシス	マラリア	マラリア	肝膿瘍	SBE
LORA	トキソプラズマ症	粟粒結核	EBV/CMV	マラリア
SLE	腸チフス	ブルセラ症	レプトスピラ症	SLE
PAN	Q熱	回帰熱	マラリア	LORA
GCA	粟粒結核	重症熱性血小板減少症候群	Still病	サルコイドーシス
炎症性腸疾患	ブルセラ	SLE	薬剤熱	**リウマチ因子**
好酸球増加	SLE	薬剤熱	肝硬変	悪性腫瘍
リンパ腫	サルコイドーシス	肝硬変	潰瘍性大腸炎	SBE
骨髄増殖性疾患	LORA	血栓性微小血管症	**フェリチン著増**	粟粒結核
旋毛虫症	Still病	**赤沈の顕著な亢進**	白血病	EBV
PAN	**異形リンパ球増加**	悪性腫瘍	リンパ腫	腸チフス
サルコイドーシス	EBV/CMV	SBE	多発性骨髄腫	サルコイドーシス
高IgE症候群	急性HIV感染症	骨髄炎/膿瘍	WM	LORA
薬剤熱	トキソプラズマ症	Q熱	肝腫瘍	ベーチェット病
炎症性腸疾患	リケッチア症	GCA	HIV/EBV/CMV	SLE
副腎不全	ブルセラ症	Still病/JIA	マラリア	肝硬変
リンパ球増加	マラリア	SLE	粟粒結核	**ACE陽性**
リンパ性白血病	薬剤熱	LORA	LORA	多発性骨髄腫
リンパ腫	**汎血球減少**	PAN	Still病/JIA	リンパ腫
癌腫症	粟粒結核	肝硬変	SLE	粟粒結核
多発性骨髄腫	ブルセラ症	薬剤熱	GCA	肝硬変
ウィップル病	CMV	亜急性甲状腺炎	川崎病	サルコイドーシス
粟粒結核	HIV		肝硬変	
ブルセラ症	サルコイドーシス		（血球貪食症候群）	
EBV/CMV	SLE			
トキソプラズマ症	（血球貪食症候群）			
LORA				

ACE：angiotensin-converting enzyme
ALP：alkaline phosphatase
CMV：cytomegalovirus
EBV：Epstein-Barr virus
GCA：giant cell arteritis
HIV：human immunodeficiency virus
JIA：juvenile idiopathic arthritis
LORA：late-onset rheumatoid arthritis
PAN：periarteritis nodosa
SBE：subacute bacterial endocarditis
SLE：systemic lupus erythematosus
WM：Waldenström's macroglobulinemia

（文献1より引用）

5）診断困難例に対する検査を適応する

　一般論としては，適切な臨床推論に基づいて，診断の確定や除外に必要な検査がオーダーされるべきです．診断困難の場合も例外ではありませんが，一般的なものはすでに網羅されていることが多いでしょう．また，保険適用外のものや特定の施設でしか実施できない検査を含め，疾患特異的な検査所見がない（利用できない）ものほど診断困難に陥りやすいことも事実です．例えば，自己炎症症候群における遺伝子検査，Still病や川崎病におけるサイトカイン・プロファイル[4) 5)]，リケッチア症（日本紅斑熱・ライム病・回帰熱）や人獣共通感染症（バルトネラ感染症，レプトスピラ症，ブルセラ症，Q熱）における抗体・抗原・遺伝子検査などは診断に有用である可能性があるため，適切な臨床推論のもと，専門家と相談する必要があります．

　Positron emission tomography（PET）の不明熱診断における感度は約85％，特異度は約80％とする報告が多く，診断に至るオッズ比は8.94とするメタアナリシスがあります[6)]．しかし，原因不明の発熱や炎症性疾患に対して，他疾患の除外や検査前確率を十分に吟味したうえでPETを行うのと，やみくもに行うのとでは，当然これらの数値は変わります．高安動脈炎や血管内感染症など大血管に病変をきたすものや，血管内リンパ腫の一部などは，PETの有効性が発揮される可能性の高い疾患群と言えます．また，特定疾患の確定よりむしろ，病理診断のための適切な検体を得るべき部位を示してくれることに意義があることが少なくありません．

6）次世代の診断技術

　米国のUndiagnosed Diseases Networkに紹介された診断困難例について，疾患の生物的・遺伝的解析技術（エクソーム解析，遺伝子解析，メタボロミクス検査など）を駆使しながら，学際的に診断を試みた結果が最近報告されました．神経疾患（40％），筋疾患（10％），免疫疾患（7％），消化器疾患（7％），リウマチ疾患（6％）が多く，382人中132人（35％）で診断が得られました．うち15人（11％）は臨床レビューのみで，98人（74％）はエクソームまたは遺伝子解析で診断されました．なお，31例は新たな症候群でした[5)]．日本でも類似のプロジェクトが進行しています．

　人工知能（AI）の診断技術への応用も進められています．画像診断，病理診断，皮膚肉眼診断などは，最も早い実用化が期待されています．IBMが開発したAIシステムであるワトソンを診断に利用する試みは，まだまだ発展途上にあります．診断には，臨床医の暗黙知がかかわる部分も多いと思いますが，優れた臨床医が行っている推論過程を言語化し，AIに学習させることによって，現行のワトソンを凌駕するシステムが開発されることにも期待したいところです．

まとめ

　診断には，知識と経験の両者が欠かせません．また，診断に必要なエビデンスや疾患概念は刻々と変化します．多くの患者を，一人ひとり丁寧に診る経験を積み重ね，症例ごとに教科書的知識を得ることをくり返す必要があります．先人の知恵の結集（クリニカル・パール）に学ぶことや，エキスパート・オピニオンを適切に得ることも重要でしょう．その際，オピニオン

の求め方にも技術が必要なことに意識を払うべきです（優れた問い合わせができるほうが，正しいオピニオンが得られやすい）．そして，最新のITは医療・診断分野においても欠かせない存在になっていることを認識し，適切に活用していく必要があります．

◆ 文　献

1) Cunha BA, et al：Fever of unknown origin：a clinical approach. Am J Med, 128：1138.e1-1138.e15, 2015
2) Farasat S, et al：Autoinflammatory diseases：clinical and genetic advances. Arch Dermatol, 144：392-402, 2008
3) Nigrovic PA：Periodic fever syndrome and other autoinflammatory diseases：An overview. In：UpToDate, Post TW, ed. UpToDate, Waltham, MA, 2018
4) Inoue N, et al：Cytokine profile in adult-onset Still's disease：Comparison with systemic juvenile idiopathic arthritis. Clin Immunol, 169：8-13, 2016
5) Splinter K, et al：Undiagnosed Diseases Network. Effect of Genetic Diagnosis on Patients with Previously Undiagnosed Disease. N Engl J Med, 379：2131-2139, 2018
6) Besson FL, et al：Contribution of (18) F-FDG PET in the diagnostic assessment of fever of unknown origin (FUO)：a stratification-based meta-analysis. Eur J Nucl Med Mol Imaging, 43：1887-1895, 2016

畠山修司　Shuji Hatakeyama

自治医科大学 地域医療学センター 総合診療部門 教授
自治医科大学附属病院 総合診療内科/感染症科 教授
専門分野：総合内科，感染症内科
最近は，医療ビッグデータを臨床や診断に生かす研究にも取り組んでいます．

第 2 章

診断に苦慮した症例
～何が難しいのか

第2章　診断に苦慮した症例　〜何が難しいのか

1 痛み・疼痛の症例
①血管痛を訴える症例

上原孝紀，生坂政臣

Point
- 患者の訴えの頻度に着目：よくある訴えなのか，それとも稀な訴えなのか
- 情報過多は診断の大敵：問題点を一つひとつ丁寧にクリアしていくことが重要

Keyword 診断推論　情報過多　仮説想起　稽留と調整のヒューリスティック

はじめに

　本書のテーマである「診断がつかないときの診断学」についていろいろと考えた結果，診断できなかった失敗談をたどることが読者の皆さんに共感いただけるのではと思い，恥ずかしながら私が診断できなかったケースを皆さんと共有したいと思います．本稿を読みながら，「皆さんならどう考えるか」を一緒に考えていただけるように，「thinking time」を明示してみました．お時間があれば先を隠して，一緒に考えながら読み進めてみてください．

1 症例

症例

50代女性．
【主訴】血管が痛い
【現病歴】10年前から時々血管の痛みを自覚し，かかりつけや地域基幹病院で精査されたが原因不明とされ当科紹介となった．診療情報提供書には全身痛の精査依頼と記載されており，両手背の静脈部，乳房近辺，左目周囲（図）を中心に全身のあらゆる血管に楊枝で刺されるような痛みが出たり消えたりして，常時痛みに悩まされているという．
　夫，息子（25歳）と三人暮らし．既往歴は十二指腸潰瘍．家族歴に特記事項はない．

thinking time 1：皆さんならこの臨床情報だけでどのような診断を考えますか？

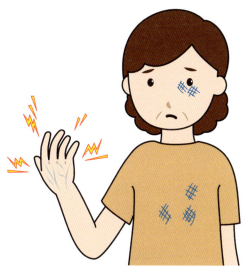

図◆患者が訴える痛みの部位
手・胸・目のまわりを中心に全身の血管に出たり消えたりする．痛みはどこかしらに必ず認められる．

1）主訴の「血管が痛い」に注目

　読者の皆さんは「血管の痛み」という訴えをどれくらいご覧になったことがあるでしょうか．さまざまな病態を検討した結果，血管痛という結論に至った場合や，点滴中に痛みを訴える場合などで，「血管の痛み」を経験されたことがあると思います．しかし，患者から自然言語として「血管が痛い」と訴えられたことはあるでしょうか．

2）何が難しいのか：疾患仮説の生成

　診断推論は大きくproblem solving（仮説想起）の前半パートと，decision making（ベイズの定理）の後半パートに分けられます[1]．さらに，前半のパートは仮説想起の観点から，① 確信のある疾患を即座に思いつく，② 自信はないが疾患名を想起できる，③ 何も浮かばない，の3つに分けることができます[2]．この患者が訴える「血管が痛い」という言葉は私にとって聞き慣れない言葉だったので仮説を想起することができず，③ 何も浮かばない状況に陥ってしまいました．

3）情報過多は診断の大敵

　③ 何も浮かばない状況では，実は情報過多になっている場合が多いのです．「血管が痛い」だけなのに情報過多と言われることに違和感がありますか？一見情報が少ないように見える「血管が痛い」は2つに分割できて，「血管」と「痛み」に分けられます．「血管が痛い」では鑑別が想起できなくても，「痛い」と患者が訴える疾患であれば，途端に無数の鑑別疾患が頭の中に上がってくるはずです．一方，「血管」と患者が訴える疾患であれば，視覚的に見える血管のことを訴えている場合や，患者の解釈上の血管のことを訴えている場合など，「痛い」ほどでは

ありませんが，いくつかの疾患を想起できると思います．このように，「血管」，「痛い」のいずれか一方であれば複数の疾患が想起されますが，両者を組合わせると全く仮説を想起できなくなる，つまり情報過多と言えるのです．このような場合はあえて情報を1つ捨てることによって診断に繋げられる場合があります．

> thinking time 2：「血管」と「痛み」のどちらの方が推論に使いやすいか？

　経験のあるDrであれば，絞り込み効果の高い訴えとして「血管」を選択されるかもしれません．当時の私は「血管が痛い」が情報過多であることにも気づいておらず，「血管」と「痛い」の2つに分けることも当然できませんでした．キーワード選択の原則は，想起される疾患仮説が少ない方を選ぶことです．疾患仮説が少ない方が答えに一気に近づけるからです．ただし，絞り込み効果が高すぎるキーワードの場合は，最終診断までたどり着けないリスクも高くなります．

4) 当時は思いつかなかったが，今なら…「血管」について，もう少し踏み込んで考えると

　もしご自身が診察している患者の主訴−最終診断のデータベースをお持ちであれば，データベースに血管という言葉を入れて引っかかってきた最終診断が，この患者の診断である可能性が十分にあると思います．なぜなら「血管」そのものを患者が訴えることはあまりないからです．

　ここまで本稿を書いていて，本当に「血管」という主訴は稀な訴えでよいのか？と少し不安になりました．そこで，千葉大学総合診療科の約21,000人の初診患者データベースに「血管」を入れてみたところ，「血管」を主訴に来院されているのはなんと19人だけだったのです．さらに「痛み」を伴っているのはわずか4人のみ！（この4人の最終診断がとても気になると思いますが，ネタバレになってしまいますので，結果は後ほど…）

　つまり「血管の痛み」を訴えてくる患者はとても稀であり，絞り込み効果が高い訴えなのだ，と確認することができました．

　このことを逆に言えば，このキーワードから診断に辿り着けなかったときは，絞り込み効果があまりにも高過ぎて，まさに③何も思いつかない状況になってしまうわけであり，その場合には迷わずこのキーワードとの組合わせを捨てなければならないことも意味しています．

　ところでここまでの記載は，実は主訴のことしかディスカッションしていないのですが（笑），このように限られた個々の情報にも妥協せず，病態を医学的に解釈していくことこそが診断困難例を診断するための重要な方略であると私たちは考えています．ここを詰めずに患者の次の情報を聞くとますます情報過多となり…，私のように誤診の袋小路に迷い込むのです．

表 ◆ 血管痛のOPQRST

O	onset（発症様式）	覚えていない
P	provocation/palliative factor（寛解増悪因子）	押す，寒いところ
Q	quality（質）	つまようじで刺されるよう，チクチク
R	region/related symptom（部位・関連症状）	両手背，乳房近辺，眼瞼周囲を中心とした全身の血管
S	severity（重症度）	痛みがひどいときには家事や外出ができない
T	time course（時間経過）	数十秒〜数分の痛みが数えられないくらい頻繁に起こる

5）当時の私の推論の続き

　「血管の痛み」と患者が訴えることが稀であるという認識，「血管」と「痛み」を切り分けて考えるべき，用いるのなら「血管」というキーワードを捨てて，「痛み」にのみフォーカスして次の情報を探しにいくべき，などの推論方略をもたないまま，当時の私はさらなる情報を取りに行きました．当然，推論の出しだしである主訴ですでに躓いている私にとって，さらなる情報過多，つまり迷宮への入口となるわけですが…（笑）．

　追加の情報（表）のなかから私は，紹介医からの情報にもあった，「両手背，乳房近く，眼瞼周囲」というregion「部位」に飛びつきました．患者はまさに目の前で手背の静脈を指さして，「ここが痛くなります，押すとなおさら痛くなります」と訴えています．手背の静脈を押すと出現する痛み…，ここでも鑑別疾患が思い浮かばず，私は手背の静脈痛という訴えには蓋をして，別の部位に推論の根拠を求めました．乳房近辺の静脈の痛み…！！そうだ，モンドール病[※1]だ．

　ようやく知っている疾患と結びついた私は，この痛みの原因はモンドール病，すなわち血栓性静脈炎に間違いない，という思いに占拠されたのです．乳房の裏側を確認すると，視診上は明らかではありませんでしたが，触診で索状の圧痛点を認めました．「この患者はさまざまな医療機関で診断がつかなかったから，きっと稀な病気に違いない．もしかして全身に血栓性静脈炎を起こすような病態があるのではないか？」と私は考えました．そこで，PubMedにsystemicとthrombophlebitisを検索ワードとして入れてみたところ，なんと694件も引っかかり，2番目にベーチェット病が出てきたのです．

　「10年も苦しんでいる血管の痛みだ．ベーチェット病なら説明できそうだ．次に行うべき問診，精査は…．」私の妄想は限りなく膨らみました（笑）．まさにどっぷりと「稽留と調整のヒューリスティック[※2]」バイアスの落とし穴に落ちていました．幸い私が所属する千葉大学総合診療科（以下，当科）では，複数の医師と一緒に診察できる診療体制になっており，私の妄想は患者へ不利益を及ぼさずにすんだのです．

※1 モンドール病：胸壁や上腹部，腋窩周辺に起こす表在性血栓性静脈炎のこと[3]．圧痛や紅斑，腫脹など炎症徴候を伴う索状物＝血栓性静脈炎を認め，外科的な手技や外傷，稀に乳癌に合併し，4〜6週で自然軽快する

※2 稽留と調整のヒューリスティック（anchoring and adjustment heuristic）：
経験や知見をもとに仮説を立てて，追加情報で修正していく判断法．最初に稽留した仮説の確立を高く見積もって，その仮説に合致しない情報を不当に排除してしまうのがこのヒューリスティックのピットフォールとなる[2]

❷ 診断

1)「痛み」からの診断

  指導医：ベーチェット病！すばらしい診断だね．乳房の痛みからモンドール病を想起する
      のはとてもよいよ！！

　当科では，five-step microskillsを用いた教育手法[4]でまずは必ず褒めてもらえます（笑）．次に指導医から聞かれるのは，当科独自の6番目のmicroskillsである，「**合わないところは？**」です．私にはすぐには答えられず，ここでgeneral rulesを教えてもらいます．

  指導医：ベーチェット病を考えた理由は，痛みの原因が血栓性静脈炎と考えているという
      ことだね．血栓性静脈炎であれば，一般的なtime courseはどれくらいかな？
  私　　：4～6週です．
  指導医：ではこの患者さんは？
  私　　：10年間ほぼ横ばいです！

> 🖐 **ここがポイント**
>
> general rule 1：血栓性静脈炎は，急性に悪化して週単位で徐々に軽快する炎症性の疾患である≒横ばいでは推移しない

  指導医：さらに言えば，静脈炎だから，炎症が痛みの原因ということだね．炎症をくり返
      し起こした場合のそれぞれ1回ごとのtime courseはどれくらいかな？
  私　　：1回当たりの持続は短くても数時間だと思います．
  指導医：そうすると….
  私　　：数分以内にくり返し痛みが生じるこのtime courseは炎症性の病態とは合致しな
      いです．

> 🖐 **ここがポイント**
>
> general rule 2：一度炎症が起こると，落ち着くまでに最低数時間はかかる≒数分では軽快しない

　指導医は別の視点からも畳みかけます．

  指導医：表在血管の痛みであれば，軟部組織と接しているよね．それであれば，押して痛
      いのはもちろんだけど，動かすと…？

私　：筋骨格系ほどではないですが悪化すると思います．
指導医：そうすると…．
私　：痛みの原因として，本人が訴えている静脈由来という訴えそのものが怪しくなってきました！！

> 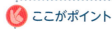 **ここがポイント**
> general rule 3：表在血管由来の炎症であれば体動での悪化を生じうる

そうです．この患者は10年間この痛みで苦しんでいるにもかかわらず，**増悪因子に動作が入っていないのです**！これら3つのgeneral ruleとの矛盾から，この患者が訴える痛みは，「血管」由来の炎症とは根本的に矛盾していると言えるのです．

thinking time 3：読者の皆さんはもう診断がついたでしょうか？

これまでの情報から，**心因性疼痛**が最も考えられます．病歴を中心にここまで病態を絞り込んできました．ただ，心因性と断言することは医師にとって大きな勇気がいるものです．器質疾患を心因性と誤診するのは全く洒落にならないからです．そこでより診断の精度を高めるために，指導医は身体診察でもう一手用意していました．皆さんならどのような身体診察を追加して診断精度を高めますか？
　ヒントは静脈に沿った痛みです．

thinking time 4：この痛みが心因性で間違いないと確認するための詰めの身体診察は？

患者は静脈に沿って痛いと言っています．つまり静脈のすぐ隣は痛くないわけです．そこで，二点識別覚の限界を利用して矛盾点を浮き彫りにしました．手背の静脈を実際に押しているのか，その少し隣を押しているのかは，目を開けていなければ認識できません．もし本当に静脈が痛いのであれば，たとえ目隠しをしていても，静脈を押せば痛くなり，静脈の少し隣を押せば痛くならないはずです．**実際に手背を押してみると，目隠しなしだと静脈の圧痛は正確であったのが，目隠しありだと不正確になったのです．**このように，病歴と身体診察からこの痛みは心因性疼痛として間違いないと判断し，精神科に紹介しました．

最終診断
身体症状症

2）「血管」という訴えからの早道診断

❶の**4）**で少し触れましたが，当科の初診患者約21,000人のデータベースのうち，「血管」が主訴に含まれている患者を検索すると19人だけしかヒットしませんでした．この19人の最終診断をみると，正常範囲が4名，器質疾患が9名，精神疾患が6名であり，「血管の痛み」を訴える患者4名の最終診断は身体症状症のほかに，アッヘンバッハ症候群，うつ病，疼痛閾値の低下でした．検査だけでなく，患者が訴える自然言語にも絞り込み効果が高い情報があるということが，この結果からご理解いただけると思います．「血管」という言葉が稀であることを知っていれば，データベースに打ち込むだけで鑑別を絞り込むことが可能です．一方，出てきた鑑別疾患に病態が合致しなければ早道診断は不可能であり，キーワードの選択に戻って診断を絞り込んでいく作業が必要となるのです．

3）患者を良くするために重要な説明のしかた

身体症状症など心因的な痛みと診断した場合，身体科の医師は「あなたの痛みは身体の病気ではなく，精神的なものです．精神科に紹介するので当科は終診とします」と，説明しがちです．しかし，この説明だと患者は医師に見放されたと感じて，より強く痛みにとらわれてしまうとされています[5]．重要なことは，**痛みは架空のものではなく実際に患者を苦しめているつらいものであるということを身体科の医師も認める**ことです．患者への具体的な説明の仕方としては，「現在の医学的検査では異常が明らかにならないことがある」，「疼痛に関する過剰な心配が，思考や気分，感情，行動に重大な影響を及ぼしている」，「疼痛には増強させる因子と減弱させる因子があるため，それをコントロールできれば痛みが改善する可能性が十分にある」ことを伝えるのがよいとされています[6]．当科では，精神科へ紹介する際に，継続併診やかかりつけ医との併診を約束することにより，心身両面から治療を行えるようなマネジメントを心がけています．

まとめ

診断困難症例に対し，「痛み」から病態生理の矛盾を突いて診断に辿り着く方略と，「血管」から早道推論で診断する方略をご紹介しました．また，海外でも本邦でも，一般外来に心因・精神疾患が多数来院するということはよく知られた事実であり[7,8]，決して稀ではない心因・精神疾患を除外診断ではなく積極的に診断できることは，結果として身体疾患の見逃しも減少させます．そのため一般に重視されているkiller diseaseを適切に診療できることと同じくらい，心因・精神疾患の積極的な診断が重要であると私たちは考えています．

診断困難例の診断のためには，「**問題点の言語化**」，「**病態生理の矛盾を突く**」，「**心因・精神疾患の積極的診断**」が重要であることを，本稿を通じて読者の皆様にお伝えできれば，私たちにとって大きな喜びです．

◆ 文 献

1) Elstein AS & Schwartz A：Clinical problem solving and diagnostic decision making：selective review of the cognitive literature. BMJ, 324：729-732, 2002
2) 「めざせ！外来診療の達人 第3版」（生坂政臣/著），日本医事新報社，2010
3) Becker L, et al：Superficial thrombophlebitis of the breast. (Mondor's disease) Can Assoc Radiol J, 52：193-195, 2001
4) Neher JO, et al：A five-step "microskills" model of clinical teaching. J Am Board Fam Pract, 5：419-424, 1992
5) Henningsen P, et al：Management of functional somatic syndromes. Lancet, 17：946-955, 2007
6) 「慢性疼痛の認知行動療法」（伊豫雅臣，他/編），日本医事新報社，2016
7) Smith RC, et al：Classification and diagnosis of patients with medically unexplained symptoms. J Gen Intern Med, 22：685-691, 2007
8) 津田 司：プライマリ・ケアにおける心身医学的疾患の分析．心身医学，35：95-100, 1995

Profile

上原孝紀　Takanori Uehara
千葉大学大学院 医学研究院 診断推論学 講師／
同 医学部附属病院 総合診療科 医局長
「どうすれば患者が良くなるか」をゴールとした，患者愁訴・プロブレムの高い精度の切り分けとマネジメント＝診断推論学を追求しています．診断推論学に興味がある方はぜひ千葉大総診へ見学に来てください！

生坂政臣　Masatomi Ikusaka
千葉大学医学部附属病院 副病院長／総合診療科 教授

第2章　診断に苦慮した症例　〜何が難しいのか

2 痛み・疼痛の症例
②胆石・胆嚢炎の鑑別

上田剛士

Point
- Murphy徴候があっても胆嚢の疼痛とは限らない
- 診断困難例では解剖と機序をイメージしながら診察をくり返すことが診断につながる
- 外来で遭遇する無石胆嚢炎では隠れた疾患を探すべきである
- 炎症疾患は物理的要因以外に，感染症・自己免疫疾患・悪性腫瘍の3つが重要である

Keyword　右季肋部痛　　Slipping rib症候群　　無石胆嚢炎

はじめに

　疼痛を主訴に来院される患者さんは多数みえますが，ここでは**右季肋部痛**をきたす疾患について考えます．2症例を取り上げますので，コモンな病態と紛らわしい疾患について考えてみましょう．

症例①

　6年前に胸部大動脈瘤に対して人工血管置換術を受けている60代男性．
　1週前から右季肋部痛を認め，1日前から増悪したために受診．発熱や消化管症状，呼吸器症状はない．
　高血圧症，脂質異常症があり，スタチン，アスピリン，PPI，カルシウム拮抗薬，β遮断薬，ワルファリン，ループ利尿薬を服用している．
　喫煙は6年前にやめ，飲酒はほとんどしない．
　体温35.3℃，血圧124/70 mmHg，脈拍数57回/分，呼吸数22回/分，SpO₂ 95％（室内気）
　右季肋部に圧痛あり．反跳痛や筋性防御は認めない．肝叩打痛陽性．Murphy徴候陽性．

 まず何を考えたか

　実はすでに前医にて超音波検査を受けており胆石発作と診断され，ブチルスコポラミンの投与を受けていましたが無効でした．初療医は超音波検査を行い複数の胆石とsonographic Murphy徴候が陽性であることを確認し（図1），胆石発作と判断しました．胆嚢腫大や胆嚢壁

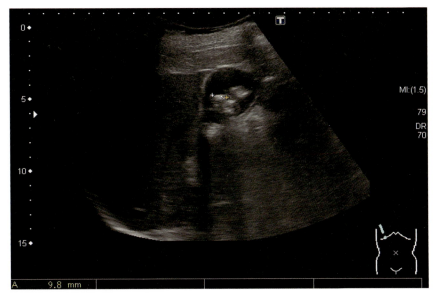

図1 ◆ 症例①の腹部超音波検査

肥厚は認めず胆嚢炎の併発はないと考えました．

2 何に困ったか，どう対応したか

　　NSAIDsとペンタゾシン投与にもかかわらず疼痛が強く，診察中も横になりたいと訴えがあるほどであったため，筆者にコンサルトがありました．
　　病歴を再確認したところPalliative/Provocative factorとして坐位で疼痛が増悪することが胆石発作としては非典型的であり，別の疾患を考える必要があると思い至りました．なおOnsetは緩徐で，Qualityは「グー」と痛くなり，Radiation/Related symptomsはなく，Severityは10段階中6〜8で，Time courseは多少の波がありながらも持続的でした．

 ここがポイント

　　コンサルトは新たな眼で見ることがメリットの1つであり，前医の診断を鵜呑みにしてはならない．病歴聴取において**OPQRST**（表1）は聞き逃しを防ぐ手段となる．

表1 ◆ 痛みのOPQRST

O	Onset	発症様式
P	Palliative/Provocative	増悪・寛解因子
Q	Quality/Quantity	痛みの性質・程度
R	Radiation/Related symptoms	放散痛・関連（随伴）症状
S	Severity	重症度
T	Time course	経過

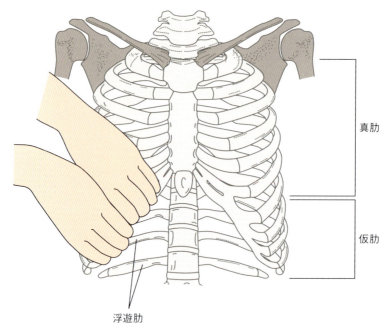

図2 ◆ Hooking maneuver

❸ 診断は？ 対応は？

　体位で疼痛が変化することから，胆道系であれば胆石がはまり込んだり胆嚢捻転（遊走胆嚢）も想起されますが，体位でそこまで疼痛が変化することは稀でしょう．

　この症例は前屈位で右季肋部痛は増強しますが，後屈・左右回旋・左右側屈では増悪しませんでした．脊椎叩打痛や感覚障害はなく，脊椎由来の疼痛は否定的と考えました．疼痛の部位は肋骨弓に沿っており，前皮神経絞扼症候群（anterior cutaneous nerve entrapment syndrome：ACNES）も否定的でした．

　Hooking maneuver（図2）で疼痛が誘発されたため，**Slipping rib症候群**と診断しました．

　Slipping rib症候群とは肋骨が上位肋骨の下に滑り込み肋間神経を絞扼することで疼痛が起こる疾患です．第8～10肋骨は上位肋骨と線維性成分で結合している仮肋であるために（図2），同部位に起こりやすいです[1]．

　前屈することで疼痛を誘発することが多いですが，第11～12肋骨は浮遊肋であり，後屈でも誘発しうります．また小児～若年者に多く報告されていましたが，骨粗鬆症/圧迫骨折による脊椎後弯で高齢者に起こることも増えています．

> 🔖 **ここがポイント**
> 　筋骨格系の疼痛を疑ったら，より詳細に診察を行うべきである．内科医が「内臓の疼痛」という最終診断名を用いないのと同様に，「筋骨格系の疼痛」という最終診断名も避けるべきである．

症例①の経過：その後どうなったか

キシロカインにて肋間神経ブロックを行い疼痛は軽減しました．幸いなことにその後は自制内で経過したため，観血的治療は行いませんでした．

❹ 本症例についての考察

　右季肋部痛をきたした場合の鑑別としては胆道疾患が多いですが，鑑別は常に広くもつべきです．冒頭の症例は高血圧と喫煙歴のある60代男性で大動脈瘤の既往があり血管系疾患のリスクが高いです．腹部大動脈瘤破裂は右季肋部痛で発症することがあります．アインシュタインは右季肋部痛で発症した大動脈瘤破裂で死亡しており"Einstein sign"とも呼ばれます[2]．

　肝障害と右季肋部痛，発熱があってもアルコール多飲者であれば急性アルコール性肝炎の可能性があります．この場合は胆嚢壁肥厚を伴うことも報告されています[3]．若年女性で発熱と右季肋部痛ならばFitz-Hugh-Curtis症候群を，妊婦で肝障害と心窩部痛ならばHELLP（Hemolysis, Elevated Liver enzyme, Low Platelet count）症候群や急性妊娠脂肪肝を考えます．

　そのほかに胆嚢炎と見誤う可能性があるものに肝膿瘍，大腸憩室炎，十二指腸穿孔，虫垂炎，腹膜垂炎，大網梗塞，腎盂腎炎，腎嚢胞感染，急性膵炎などがあります．疼痛部位がどこであるのか解剖学的なイメージをもちながら身体所見や超音波検査を確認するとよいでしょう．

　腹痛を解剖学的に考えた場合，腹腔内臓器や後腹膜臓器は想起しやすいですが，軽視されがちなものに筋骨格系と神経があります．これらの疾患群にはすでに述べたSlipping rib症候群やACNESが含まれますが，よりコモンなものに帯状疱疹があります．右季肋部痛だけではなく背部に皮疹がないか確認することと，皮疹が疼痛に遅れて出現することも多いため感覚過敏を確認することも重要です．本稿の症例のように体動で誘発する右季肋部痛で，発熱を認める場合は硬膜外膿瘍とそれに伴う神経根症状も考えるべきでしょう[4]．

ここがポイント

　鑑別診断を考える場合は，解剖学的に網羅するとよい．罹患臓器を意識することで何を診察で確認すべきかも明確にできる．

ここがピットフォール

　無症候性胆石や脂肪肝などによる軽度の肝障害を有する"健康人"は多い．右季肋部痛患者に胆石や肝障害が確認されても肝胆道系疾患以外の疾患を鑑別する必要がある．

◆解説：胆嚢炎の症例にどう対応するか

それでは右季肋部痛の患者で超音波検査にて胆嚢腫大，胆嚢壁肥厚，胆嚢に圧痛を認め胆嚢炎であると診断した場合のことを考えてみましょう．

症例②

生来健康な30代後半女性．
5時間前からの心窩部痛を主訴に来院した．肝叩打痛とMurphy徴候を認めた．白血球3,900/μL（リンパ球12.4％），Hb 11.6 g/dL，血小板26.3万/μL，AST 17 U/L，ALT 13 U/L，ALP 160 U/L，γGTP 27 U/L，CRP 0.24 mg/dL未満と肝障害や炎症所見は認めなかったが，超音波検査で胆嚢壁肥厚を認め（図3）胆嚢炎と診断した．しかし，胆石は認めなかった．3カ月前にも他院にて胆嚢炎の治療歴がある．

無石胆嚢炎は集中治療患者において認めることが多い疾患です．循環不全，絶食，中心静脈栄養，セフトリアキソン投与などがそのリスク要因です．しかし外来患者で無石胆嚢炎を認めた場合には特殊な原因を考える必要があります．解剖学的な問題〔胆道癌，二房性胆嚢（Phrygian cap gallbladder），胆嚢低形成，胆嚢捻転など〕も場合により鑑別に加える必要がありますが，ここでは①**感染症**，②**自己免疫疾患**，③**悪性腫瘍**の3つのカテゴリーを考えましょう．大きなカテゴリーを覚えたら，その代表的な疾患をおさえます．

①感染症に関しては無石胆嚢炎を引き起こす病原体はさまざまなものが知られていますが（表2），特に報告が多いのは**EBウイルス**です．

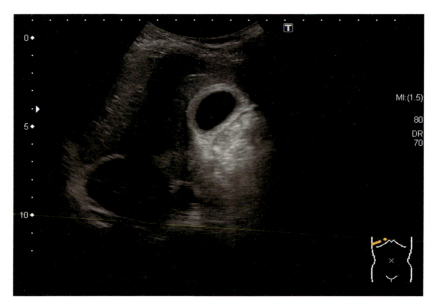

図3 ◆ 症例②の腹部超音波検査

表2 ◆ 無石胆嚢炎の原因となる病原体

		参考文献
細菌	**サルモネラ**（チフス・非チフス）	● Herman HK, et al：Fetal Pediatr Pathol, 35：129-132, 2016
	ビブリオ	● Gnassingbé K, et al：Afr J Paediatr Surg, 10：108-111, 2013
	カンピロバクター	● West BC, et al：Diagn Microbiol Infect Dis, 30：187-191, 1998
	レプトスピラ	● Udayakumar D & Sanaullah M：Int J Med Sci, 6：374-375, 2009
	レジオネラ	● Barton LL, et al：Am J Dis Child, 126：350-351, 1973
	ブルセラ	● Anyfantakis D, et al：Maedica (Buchar), 10：264-267, 2015
	Scrub typhus（ツツガムシ病）	● Al-Otaibi FE：J Infect Dev Ctries, 4：464-467, 2010
	コクシエラ	● Hayakawa K, et al：J Med Microbiol, 61：291-294, 2012
抗酸菌	結核菌	● Chen PL, et al：Int J Infect Dis, 13：e165-e168, 2009
ウイルス	A型肝炎ウイルス	● Kaya S, et al：Case Rep Infect Dis, 2013：407182, 2013
	B型肝炎ウイルス	● Unal H, et al：Int J Infect Dis, 13：e310-e312, 2009
	C型肝炎ウイルス	● Omar A, et al：Int J Surg Case Rep, 19：78-81, 2016
	EBウイルス	● Agergaard J & Larsen CS：Int J Infect Dis, 35：67-72, 2015
	サイトメガロウイルス	● Kavin H, et al：Ann Intern Med, 104：53-54, 1986
	単純ヘルペスウイルス	● Hillaire S, et al：Gut, 66：1911-1982, 2017
	水痘帯状疱疹ウイルス	● Kurtovic J, et al：Intern Med J, 35：69-70, 2005
	デングウイルス	● Wu KL, et al：Am J Trop Med Hyg, 68：657-660, 2003
	ハンタウイルス	● Nicolas JB：Acta Clin Belg, 70：377-381, 2015
真菌	カンジダ	● Gips M, et al：Eur J Surg, 158：251-252, 1992
	ヒストプラスマ	● Shinha T & Zabarsky G：ACG Case Rep J, 2：245-246, 2015
寄生虫	**マラリア原虫**	● Khan FY & El-Hiday AH：Int J Infect Dis, 14 Suppl 3：e217-e219, 2010
	シストイソスポーラ	● Takahashi H, et al：BMJ Case Rep, bcr-2015-209966, 2015
	クリプトスポリジウム	● Labarca J, et al：Rev Med Chil, 120：789-793, 1992
	イソスプラ	● Benator DA, et al：Ann Intern Med, 121：663-664, 1994
	エキノコックス	● Abou-Khalil S, et al：Am J Gastroenterol, 91：805-807, 1996
	蛔虫	● Madhusudhan KS & Gamanagatti S：Saudi J Gastroenterol, 15：70-71, 2009
	ランブル鞭毛虫	● Soto JM & Dreiling DA：Am J Gastroenterol, 67：265-269, 1977
	肝吸虫	● Lai CH, et al：Am J Trop Med Hyg, 76：396-398, 2007
	サルコシスチス	● Agholi M, et al：Acta Parasitol, 59：310-315, 2014

②自己免疫疾患では中〜小**血管炎**が大切です．結節性多発動脈炎，顕微鏡的多発血管炎，好酸球性多発血管炎性肉芽腫症，悪性関節リウマチ[5]やSLE[6]で報告が多く胆嚢に限局した血管炎のこともあります（不思議なことに多発血管炎性肉芽腫症の報告はありません）．ほかには成人発症Still病，抗リン脂質抗体症候群，薬剤性過敏症症候群や血管性浮腫による無石胆嚢炎の報告もありますが非常に稀です．

③最後に悪性腫瘍ですが，**悪性リンパ腫**（特に血管内悪性リンパ腫[7,8]）が最も重要です．稀

にリンパ球性の白血病やそれ以外のリンパ増殖性疾患でも報告があります．胆道癌・膵頭部癌・転移性癌による胆道閉塞や胆嚢壁浸潤も鑑別にはあがります．

このように非ICU領域の無石胆嚢炎にはさまざまな原因がありますが，感染症ではEBウイルス，自己免疫性疾患では血管炎（SLEを含む），悪性腫瘍では悪性リンパ腫の3つを念頭に鑑別を進めればよいと思います．

なお，症例②は病歴で日光過敏，蝶形紅斑，口腔内潰瘍があり，リンパ球数低下，CRP陰性とあわせてSLEを疑い，NSAIDs投与のみで自然軽快しました．後日，抗核抗体陽性，低補体血症などを合わせ，SLEの確定診断に至りました．

 ここがポイント

コモンと思われる病気でも系統的な鑑別を心がける．炎症性疾患では感染症，自己免疫疾患，悪性腫瘍の3つは考えたい．逆説的ではあるが，鑑別疾患は必ずしも網羅する必要はなく，むしろ代表的疾患を把握していることが効率のよい診察のためには重要である．

困ったときにどうするか，注意したいこと

頭をリセットして病歴と身体所見を取り直すことが大切です．

わからないことを調べない／尋ねないことはよくないですが，何でもすぐに尋ねてしまうと自分の頭で考えることができなくなってしまいます．自分の考えをまとめてから調べる，尋ねることが大切です．

痛み・疼痛を訴える患者の医療面接上のポイント

OPQRSTは便利なツールですが本質ではありません．本質とはどの臓器に，どのような病態が生じているかを推測することです．

例えば「咳で胸が痛む」場合を考えてみましょう．これは増悪寛解因子を確認したことになりますが，それだけでは不十分です．咳で痛む場合には胸膜病変あるいは筋骨格系の病変の可能性を考えます．深吸気で痛めば胸膜病変，体動で痛めば筋骨格系疾患の可能性が高まりますし，どのような体動で痛むかで筋骨格系のなかでも肋骨なのか脊椎なのか筋肉なのか推測することができるでしょう．もしかしたら咳をすると服がすれて痛い帯状疱疹なのかもしれません．また「咳で痛い」ことを，なぜ患者さんは知っていたのか気になります．咳が出るような病気なのか，それとも咳ばらいをしただけだったのでしょうか．これらは罹患臓器を追及していれば自然と確認できることであると思います．

すべての病歴には意味をもたせるべきです．例えば大腸癌の既往がある患者の呼吸困難では何を考えるでしょうか？抗がん剤治療中であれば肺炎や心不全のリスクとなるかもしれませ

ん．終末期であれば癌性リンパ管症かもしれません．その一方で1年前にEMRで完治した症例であれば関連はないと判断するでしょう．心筋梗塞や大腸癌の家族歴もその意義がわかるように発症年齢を確認しなければ意味がありません．家族歴が若年発症ならば遺伝的素因を強く疑いますが，80歳で起こした心筋梗塞や大腸癌の家族歴があっても，有意な所見とは考えません．

一つひとつの病歴から考えられる可能性をいくつか想起し，それらを区別できるだけの病歴を追加確認することを怠らないのが病歴聴取の上達のコツです．

まとめ

右季肋部痛の原因は肝胆道系疾患が多いですが，胆石・胆嚢炎に似たプレゼンテーションをとる病態にはさまざまなものがあり，臓器を意識した診察が重要です．外来患者の無石胆嚢炎にはEBウイルス感染，血管炎，悪性リンパ腫などが隠れている可能性を考えるべきです．

◆ 文 献

1) Copeland GP, et al：Surgical treatment of the "slipping rib syndrome". Br J Surg, 71：522-523, 1984
2) Chandler JJ：The Einstein sign: the clinical picture of acute cholecystitis caused by ruptured abdominal aortic aneurysm. N Engl J Med, 310：1538, 1984
3) Laudanna AA, et al：Thickening of the gallbladder wall in alcoholic hepatitis verified by ultrasonographic examination. Its clinical implications. Scand J Gastroenterol, 22：521-524, 1987
4) Lam F & Hynes M：Epidural abscess misdiagnosed as cholecystitis. Emerg Med J, 18：230, 2001
5) Hernández-Rodríguez J, et al：Single-Organ Gallbladder Vasculitis. Medicine (Baltimore), 93：405-413, 2014
6) Kamimura T, et al：Acute acalculous cholecystitis in systemic lupus erythematosus: a case report and review of the literature. Lupus, 7：361-363, 1998
7) Flores-Vázquez F, et al：Intravascular lymphoma presenting with clinical features of cholecystitis. South Med J, 94：946-947, 2001
8) Yadav S, et al：Intravascular large B cell lymphoma presenting as cholecystitis: diagnostic challenges persist. Ann Hematol, 93：1259-1260, 2014

Profile

上田剛士　Takeshi Ueda
洛和会丸太町病院 救急総合診療科
京都市内の小病院で「広く」「深く」「心地よく」をモットーに，救急総合診療を展開しています．多数の若手医師に囲まれ楽しく診療しています．子育てと家庭菜園も頑張っています．教えることは学ぶこと．育てることは育てられること．

第2章 診断に苦慮した症例 ～何が難しいのか

3 関連痛の症例

栗山 明

> **Point**
> - 関連痛は，内臓に由来する疼痛があたかも体表面の疼痛のように感じられる疼痛を指す
> - 問診から想定される責任臓器と身体所見が一致しないとき，関連痛を考える
> - 体のパーツを挟む，乗り越えた診療で関連痛の原因を突き止める

Keyword 上腹部違和感　腸間膜脂肪織炎　関連痛

症例

60代後半男性．
【主訴】急性発症の右側胸部から背部にかけての疼痛．
【既往歴】下部胆管癌に対して2年前に膵頭十二指腸切除術を施行された．
【現病歴】受診2日前から悪感と右側胸部から背部にかけて持続する疼痛を自覚した．深吸気の際に右側胸部下方から背部にかけて疼痛の増悪がみられ，疼痛は経時的に増悪した．体動による疼痛の変化はなかった．発症時期は特定できないが，上腹部に違和感がある．戦慄，咳嗽，悪心・嘔吐，下痢，腹痛，背部痛や関節痛は自覚していない．有熱患者との接触はなく，最近激しい運動をしたり，外力が加わったりする経緯は記憶にない．過去半年で意図せぬ体重減少はなかった．痛みの評価はOPQRSTで行った（表1）．

表1◆疼痛のOPQRST

O	onset（発症様式）	急性発症
P	palliative/provocative（増悪・寛解因子）	吸気時に増悪する．寛解因子はない
Q	quality/quantity（痛みの性質・程度）	持続性
R	region/radiation（場所・放散の有無）	右側胸部から背部
S	associated symptom（関連症状）	悪感，上腹部違和感
T	time course（経過）	2日かけて増悪

❶ まず何を考えたか ～目の前の病態は？～

　皆さんなら何を鑑別にあげられますか．キーワードは急性発症の悪寒と右胸痛，吸気時に増悪する胸痛，上腹部違和感があがりました．最初の3つのキーワードの間に関連が見える気がしますね（右肺炎に伴う胸膜刺激でしょうか…）．しかし，咳嗽や喀痰がないことに違和感を覚えます．一方，最初の3つのキーワードと上腹部違和感に関連が見えにくいですね．

　そこで病歴を見直しましょう．下部胆管癌に対して2年前に手術を受けています．基礎疾患を考えれば，下部胆管癌が胸膜直下の肺に転移し胸膜刺激を呈している可能性や，膵頭十二指腸切除術後の遠隔時合併症としての化膿性胆管炎を見ているのかもしれません．追加問診では，下部胆管癌の病期はStage ⅠBで術後化学療法も行われ，1年以上再発がないと言われていることがわかりました．肺炎，そして可能性は低そうですが，下部胆管癌の転移性病変や胆管炎を想定しながら身体診察を行いましょう．

❷ 何に困ったか？

> **症例（つづき）：身体診察**
> 【外観】苦悶の様子なし．
> 【生命徴候】体温38.3℃，脈拍84回/分・整，血圧128/60 mmHg，呼吸数18回/分．
> 【頭頸部】眼球結膜蒼白なし．
> 【胸部】正常呼吸音．心雑音・過剰心音なし．
> 　　　　右第10・11肋間を圧迫すると軽微な疼痛が誘発される．
> 【腹部】平坦．聴診上，腸蠕動は低下．
> 　　　　筋性防御を伴わないが，心窩部・右季肋部から臍の右側にかけて圧痛あり．
> 　　　　Murphy徴候なし．肝叩打痛はなし．
> 【背部】水疱形成なし．肋骨脊柱角圧痛なし．胸椎圧痛なし．

表2 ◆ 本症例のプロブレムリスト

#急性発症の発熱
#急性発症の右側胸部から背部にまたがる胸膜刺激
#上腹部の違和感
#心窩部・右季肋部と右側腹部の圧痛
#既往歴：下部胆管癌（膵頭十二指腸切除術を施行）
#陰性症状：咳嗽や喀痰

　診察時にも深呼吸をすると必ず右側胸部から背部にかけて疼痛が誘発されましたが，肋骨や肋間に沿った圧痛はわずかに認めるのみで，胸部聴診上も正常肺胞音でした．想定した肺炎に合致する所見がないですね．一方，心窩部や右季肋部から臍周囲にかけて認めた圧痛はもしかすると上腹部違和感と関連があるのかもしれません．問題を整理しましょう（表2）．

　一見，右胸郭の問題のように考えられましたが，症状と所見に一貫性がありそうな腹腔内（肝下面より尾側）に病態が隠れているのかもしれないですね．

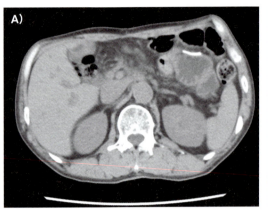 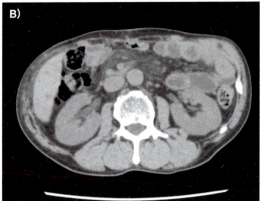

図1 ◆ 腹部CT
A）肝下面からの脂肪織濃度上昇．
B）小腸間膜の脂肪織濃度上昇．

❸ 診断は？ 対応は？

　胸部X線ではやはり右肺野に病変を指摘できませんでした．腹部単純CTでは局所再発やリンパ節腫大はありませんが，肝下面から右小腸間膜にかけて脂肪織濃度上昇を認めました（**図1**）．

　同日に行った血液検査では白血球15,000/μL（好中球85％）と炎症反応増多を認めましたが，肝胆道系酵素増多を含め他の異常はありませんでした．化膿性胆管炎の可能性は低く，下部胆管癌の転移を示唆する所見もなかったので，**腸間膜脂肪織炎**の診断としました．

外来での経過：その後どうなったか

　腸間膜脂肪織炎以外の熱源になる病態が想定できず，ロキソプロフェン内服で経過を見ました．熱源検索の一環で採取した血液培養は後日陰性と判明しました．38℃以上の発熱が10日近く持続しましたが，体温が正常化する頃には右側胸部から背部にかけてあった疼痛の改善もみられました．

　下部胆管癌の定期フォローでCTが撮像され，肝下面から右小腸間膜にかけて認めていた脂肪織濃度上昇は6カ月後には淡いながらも残存していました．しかし，腹部の症状や所見はありませんでした．それから3年の経過で同様の症状の再発はなく，また新規疾病が同定されることなく経過しています．

❹ 本症例についての考察

　まず，腸間膜脂肪織炎という病名はあまり耳にされないと思いますので，知識をかいつまんで整理しましょう．

　腸間膜脂肪織炎は，腸間膜の脂肪組織に生じる非特異的な炎症や脂肪異栄養症（lipodys-

表3 ◆ 痛み（疼痛）の分類

侵害受容性疼痛	臓器そのものに異常が生じて発症する疼痛	内臓痛	・限局性に乏しい，漠然とした痛み ・鈍痛や不快感，膨満感
		体性痛	・限局性が明瞭な持続痛 ・体動に伴って増悪
		関連痛	内臓に由来する疼痛があたかも体表面付近の異なる部位の疼痛のように感じられる疼痛
神経障害性疼痛	末梢・中枢神経に直接的な損傷が起こることに伴い生ずる疼痛		
心因性疼痛	痛みの原因になりうる器質的異常がなく，心理的あるいは社会的要因から生ずる疼痛		

（文献6を参考に作成）

trophy）です．腹部CTを撮像すると0.2〜7.8％にみられます[1]〜[3]．症状として腹痛，下痢，体重減少，発熱がみられることが多いのですが，無症状で偶発的に腹部腫瘤として見つかるケースもあります．

外傷や過去の腹部手術歴，自己免疫疾患に関連する可能性があるほか，最近では，併存する腫瘍もしくは後に発症してくる腫瘍（リンパ腫や結腸癌）との関連を示唆する報告，それを否定する報告が出てきつつあります[3]〜[5]．対症療法を施して自然軽快を待つことができるケースが多いですが，併存疾患によってはステロイドやシクロホスファミドのような免疫抑制薬が有効であった報告もあります．病変が腸間膜の広範囲を占め，血管の処理が大変になることを踏まえ，一般的には内科的治療が優先されます．

関連する病態がよくわかっていない現状を踏まえ，しばらく原因の精査をしつつ患者をフォローするのが賢明でしょう．本稿の患者は手術から2年経過しており，3年のフォローで新規病態が出現しなかったことから，手術関連より特発性の病態だったのかもしれません．

ここでふと皆さんは思われていませんか？「腸間膜の病気でなぜ胸痛が起きるのだろう」と煙につままれた気分ですよね．病態と症状との一貫性が本当にあるのでしょうか．

◆ 解説：関連痛について

1）「痛み」の分類

「痛み（疼痛）」は**侵害受容性疼痛，神経障害性疼痛，心因性疼痛**に分類されます（表3）[6]．学生時代に聞きましたね．侵害受容性疼痛は臓器そのものに異常が生じて発症する疼痛，神経障害性疼痛は末梢・中枢神経に直接的な損傷が起こることに伴い生ずる疼痛，心因性疼痛は痛みの原因になりうる器質的異常がなく，心理的あるいは社会的要因から生ずる疼痛です．急性の疼痛を扱う診療では，主に侵害受容性疼痛と神経障害性疼痛によく遭遇するでしょう．

さらに，侵害受容性疼痛はさらに**内臓痛，体性痛，関連痛**に分けられます．内臓痛は，管腔臓器（消化管）なら内圧上昇を起こす圧迫，伸展や内腔狭窄，固形臓器（肝臓や腎臓）なら被膜の急激な伸展，さらにさまざまな侵襲に伴う炎症メディエーターが臓器の局所や周囲に炎症を引き起こすことで生じます．一般的に内臓痛は限局性に乏しい，漠然とした痛みを呈します．

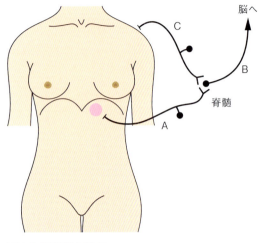

図2 ◆ 関連痛の機序
A) 内臓からの一次ニューロン.
B) 脊髄性二次ニューロン.
C) 皮膚からの一次ニューロン.
（文献9より引用）

表4 ◆ 主な関連痛の部位

臓器	関連痛の部位
横隔膜	同側の肩部の皮膚
心臓	T1～T5：左の腕と手
食道	T5～T6
胃	T6～T9：胸部と胸骨下領域
膵臓	T6～T10
肝臓, 胆嚢	T7～T9
小腸	T9～T10
大腸（脾弯曲部まで）	T7～T9
卵巣	T10～T11：臍周囲
子宮	S1～S2：腰部
前立腺	T10～T12：臍周囲と鼠径部, 陰茎先端と陰嚢
腎臓	T10～L1：腰部と臍部
直腸	S2～S4：仙骨下部と坐骨神経（大腿上部や下腿後面）

（文献8, p10より引用）

鈍痛や不快感, 膨満感などと表現されます.

体性痛は皮膚, 骨, 筋肉や関節といった体性組織に切る, 刺すなど機械的刺激が加わることで生じます. 内臓痛とは違い, 限局性が明瞭な持続痛で, 体動に伴って増悪する特徴があります.

関連痛は「内臓に由来する疼痛があたかも体表面付近の疼痛のように感じられる疼痛」と定義されます. 本来の疼痛の発生部位とは異なる部位に出た疼痛ともいえます.

2) 関連痛とは

内臓痛や体性痛に比べて, 関連痛では疼痛の部位と病変が一致しにくく, ややこしいです. 関連痛はどのようにして起こるのでしょうか. 学生時代に習った話のおさらいです.

内臓神経求心性繊維は, 脊髄の後根を通過し, 脊髄内のニューロンに刺激を入力します. 同ニューロンは皮膚や筋肉からの入力刺激も受けていることから, 内臓神経からの入力刺激を, 同一レベルの脊髄分節で支配される皮膚や筋肉の疼痛のようにあたかも感じることが起きます. つまり, 内臓痛が同一脊髄分節の皮膚・筋の疼痛のように現れてしまうことになります. これを関連痛の収束・投射仮説と呼びます（図2）[7)9)]. 同様の機序で皮膚の知覚過敏や反射性の筋収縮を伴うこともあります.

「同一レベルの脊髄分節の…」ということは, 各内臓神経を把握すればどの部位に関連痛が出るか想定がつくわけです. 表4をご覧ください. そして, 典型的な関連痛を思い出してみてください. 心筋梗塞なら左胸部から左肩, 胆石発作や胆道系疾患なら右肩から肩甲部, 胃潰瘍や

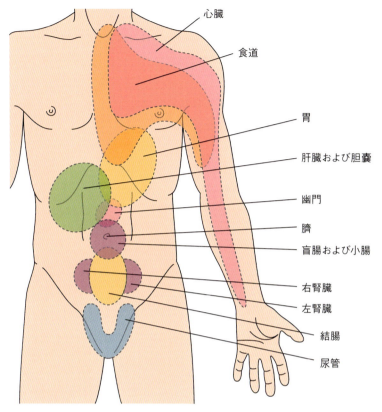

図3 ◆ 関連痛のパターン
（文献9より引用）

十二指腸潰瘍なら上腹部や背部，前立腺炎なら大腿内側や下腹部…，のように枚挙に暇がありませんが，表4のパターンに合致するでしょう[8]．

図3ならこれらを視覚的に理解できます[9]．本稿では詳説しませんが，頭部にも同様の関連痛パターンがあります（図4）．

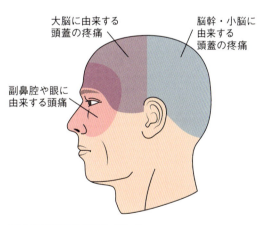

図4 ◆ 頭部の関連痛パターン
（文献9より引用）

> 🔑 **ここがポイント**
> 関連痛の典型的パターンを知ろう！

3）本症例の復習

本稿の患者を見直してみましょう．腸間膜脂肪織炎が腸間膜脂肪織の右側を中心に炎症が起きた結果（侵害刺激），上腹部の違和感（内臓痛）が起きていたと理解できます．右側胸部から背部に認めた胸膜刺激様の疼痛は，本来の腹腔内病変とは違う部位に起きており関連痛であったと解釈できます．病変が肝臓から小腸の高さにかけて存在したので，表4を参照すれば，T10前後に関連痛が出るのも理解できます．下位肋間を圧迫することで誘発された疼痛も関連痛の特徴と考えられます．

4）関連痛をいつ疑うか

関連痛を疑いうるタイミングは2回あります．

関連痛を考える1回目は問診です．「頭痛＝首から上の病気」「胸痛＝心臓や肺の病気」「腹痛＝腹腔内の病気」のように，症状と臓器・病変の分布を1対1対応で考えるのが一般的です．この1対1対応を外れるのが関連痛です．「右肺炎＝右下腹部」「胆石発作＝右肩」「心筋梗塞＝左肩」のように，過去の知見から蓄積されたパターンがあります．しかし，関連痛のパターンも多岐にわたるため，commonな関連痛のパターン以外は覚えられないでしょう．したがって，疼痛を含めた症状が多岐にわたる場合に関連痛を想定しましょう．また，本稿の患者のように疼痛や各症状との関連が見えにくいときも関連痛を考える契機になります．

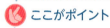 ここがポイント

症状と臓器は1：1ではないことが関連痛のヒント．

次に関連痛を考えうるタイミングは，問診から疑っていた部位に所見がない場合です．言い換えますと，**問診から得た症状のある部位と身体所見で異常がある部位に乖離がある場合**です．本稿の患者のように胸部に病態があると思いきや，胸部異常所見が軽微で，腹部に異常を認める場合に考えるべきでしょう．その場合，先述の項で説明したような臓器と症状が出うる神経分布を意識しながら，症状がある部位以外の身体所見もとることが必要です．

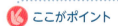 ここがポイント

問診と身体所見が一致しないとき，関連痛を考える！

5）周辺臓器を意識する

関連痛は症状がある部位と臓器の1対1対応ではありません．先述したような臓器と症状が出うる神経分布を覚えられる方はいいですが，記憶する量が多くて困りますね．少なくとも私は覚えていません．関連痛に特化した診察法は私が知る限りないと思います．したがって，疼痛をもつ患者を診療する際には，問診の際に症状の分布，可能であれば典型的な関連痛パターンがないか探ること．そして身体所見では患者さんを解剖学的に地道に把握する以外に確かなアプローチはないでしょう．

患者を解剖学的に把握するのはどういうことでしょうか．立体的に考えるということ，つまり「**前後の軸**（腹側から背側に抜ける軸）」「**左右の軸**（体を左右に横断する軸）」と「**上下の軸**（頭側から尾側に降りていくベクトル）」で考え，周辺臓器を意識することになります．

　「前後の軸」と「左右の軸」は普段から皆さんもされているアプローチです．このアプローチでは症状と病変の部位に1対1の関係が成立します．右下腹部痛を例に考えましょう．右下腹部の腹壁から背側に向かって体を横断しますと，皮膚・皮下組織，腹筋群，腹膜，虫垂・上行結腸，後腹膜を経由して再び筋（腸腰筋や殿筋群）・骨，皮膚・皮下組織という順番に臓器，右から見ますと，皮膚・皮下組織，筋，腹膜，虫垂・上行結腸，回腸，膀胱や女性器（子宮・卵巣），S状結腸や下行結腸，そして再び筋，皮膚・皮下組織です．したがって，右下腹部の周辺臓器は虫垂を中心に上行結腸，回腸，女性器や膀胱，腹膜，筋そして皮膚があります．右下腹部痛を契機に，子宮付属器炎や卵巣出血，腸腰筋膿瘍，ときに尿管膀胱移行部の尿路結石まで見出すことができるかもしれません．

　「上下の軸」．これは「体のパーツを挟む，乗り越える」認識です．体のパーツは大まかに，頭部，頸部，胸部，腹部（骨盤含む）/背部，四肢に分けられます．右下腹部の例で考えるならば，腹部を挟むパーツとして胸部と下肢を考えます．腹部の頭側にある胸部なら肺（右肺炎や横隔膜周囲の病変），四肢なら腸腰筋（右腸腰筋の停止部や胸郭の病変）が右下腹部痛を呈する可能性があるでしょう．こういった「体のパーツを挟む，乗り越える」解剖学的認識から，解剖学的にはありえないと思うような痛みの原因，まさに関連痛に気づくことができます．

　一見当たり前のアプローチですが，身体所見をとる際のみならず，問診に生かすことで些細な症状を掘り起こせるかもしれません．また，内科医はいわゆる五臓六腑に目が行き，筋，骨や軟組織に対する意識が薄れがちになりますので，この方法に慣れることで意識を軟組織や筋骨格系に広げられるでしょう．

> **ここがポイント**
> 体のパーツを挟む，乗り越えた診察で関連痛を意識する！

まとめ

　患者が訴える痛みの場所に有意な身体所見がない場合，関連痛を疑って隣接する部位の身体所見を診ましょう．患者が訴える痛みの場所とは違う場所に有意な身体所見がある場合，関連痛の可能性がないか考えてみましょう．一見関連もない疼痛や症状が一筋の理屈でつながる，それが関連痛です．

◆ 文 献

1) Coulier B.：Mesenteric panniculitis. Part 2：prevalence and natural course：MDCT prospective study. JBR-BTR, 94：241-246, 2011

2) Daskalogiannaki M, et al: CT evaluation of mesenteric panniculitis: prevalence and associated diseases. AJR Am J Roentgenol, 174: 427-431, 2000

3) Wilkes A, et al: Mesenteric panniculitis: a paraneoplastic phenomenon? Dis Colon Rectum, 55: 806-809, 2012

4) van Putte-Katier N, et al: Mesenteric panniculitis: prevalence, clinicoradiological presentation and 5-year follow-up. Br J Radiol, 87: 20140451, 2014

5) Cross AJ, et al: Malignancy and mesenteric panniculitis. Colorectal Dis, 18: 372-377, 2016

6) 野田和敬, 生坂政臣: 痛みの問診のポイント. BRAIN and NERVE—神経研究の進歩, 64: 1273-1277, 2012

7) Ruth TC: Visceral sensation and referred pain.「Howell's Textbook of Physiology 15th Edition」(Fulton JF, ed), Saunders, 385-401, 1947

8)「急性腹症の早期診断—病歴と身体所見による診断技能をみがく—第2版」(Silen W, ed, 小関一英/訳), メディカルサイエンスインターナショナル, 2012

9) Hall JE: Chapter 49. Somatic Sensations: Ⅱ. Pain, Headache, and Thermal Sensations.「Guyton and Hall Textbook of Medical Physiology, 13th edition」(Hall JE), pp621-632, Saunders, 2015

Profile

栗山 明　Akira Kuriyama

倉敷中央病院 救命救急センター 救急科
総合内科・集中治療・感染症・救急科専門医.
以前は総合診療，現在は主に集中治療に従事し，内科・救急・外傷診療のお手伝いもします．その場で求められるミッションをこなし，患者さんに還元する総合診療スタイルは目標ですが，遠い道のりです．学習意欲旺盛で真摯に取り組む研修医・専修医と診療・対話するのが楽しみ.

第 2 章　診断に苦慮した症例　〜何が難しいのか

4 不明熱の症例

渡邉力也，川島篤志

Point
- 前医からの診断に沿ってラベリングすることなく，改めて診断に至るための努力を真摯に行う
- 特に遭遇する頻度の少ない疾患に対してアンテナを張る意識をもつ
- 診断のつかないときは自分が信頼する医療機関・診療科・医師へ紹介や相談することも必要である

Keyword 不明熱　周期性発熱　キャリーオーバー患者　ラベリング

症例

20代女性．
【主訴】発熱をくり返す
【現病歴】
　他院総合病院からコルヒチンに反応する「不全型ベーチェット病」「壊死性リンパ節炎」としての今後のfollowの紹介として来院．受診時は無症状．
　18歳頃に発熱と咽頭痛とリンパ節腫脹をくり返すため近隣医療機関を受診．
　受診のたびにステロイド内服にて改善をくり返していた．
　20歳頃には口内炎，陰部潰瘍もあったため「不全型ベーチェット病」も疑われていた．その際はコルヒチン内服で改善していた．21歳で結婚し挙児希望があるためコルヒチンを中止し経過を診ていた．また頸部リンパ節腫長もあったために，「壊死性リンパ節炎」も鑑別に挙がりリンパ節生検もされているとのことであった．
　当地へ転居されてきたが，くり返す発熱が続くため当院での経過観察も目的に前医より当院へ紹介された．

1 まず何を考えたか

　本症例は，いわゆる「不明熱」ではないが，感染症や膠原病，悪性疾患を想起する経過はなく，違和感をもった．当院初診時は発熱もなく，特に症状を呈していなかったが，発熱のエピ

ソードについて確認すると，月経周期にそれなりに関連する「周期的な発熱」をくり返すことが予想され，今後の経過を診ていくことになった．

周期性発熱をきたす，という観点で自己炎症性疾患として分類される疾患・症候群を想起し，自験例として多くはないために，いったん検討することとなった．

❷ 何に困ったか，どうしたか

病歴が長期であることと，その都度治療介入（ステロイド投与，抗菌薬）がされており，無治療での経過が想定できなかった．それまで暫定診断がいくつかあげられていたが，生検結果もなく断定はできなかった．

自己炎症症候群のなかでも，家族性地中海熱を疑うような漿膜炎症状は認められず，有熱時に存在する症状はPFAPA症候群（後述）が該当しうる可能性を考えた．幼少児の経過は本人からはわからないために，過去の病歴を母親からも含めて詳細に確認することとした．

再診での病歴聴取を行った．初診時の本人記載の問診票では扁桃摘出の記載はなかったが，扁桃摘出についてclosedに確認したところ，幼少期（2歳〜5歳半にかけて）に扁桃炎をくり返していたため扁桃摘出を行ったということであった．扁桃摘出後は発熱の頻度が劇的に減ったということを母親からも確認した．

高校に入学後は発熱の症状はなくなっていたが，18歳1カ月頃から再度発熱とリンパ節腫脹を認めるようになっていた．

18歳3カ月には高熱とともに脾腫も認めていたことから壊死性リンパ節炎も疑われていた．

この時期以降，再び月に1回の頻度で発熱を認めるようになり，前医にくり返し通院しステロイドの点滴を受けていた．

18歳10カ月時にリンパ節生検を実施．生検結果からは，壊死を伴う炎症所見を認めるが特異的な所見ではなく診断を絞る結果には至っていなかった．

20歳になり口内炎，陰部潰瘍も出現しており，その頃にベーチェット病も鑑別に挙がっていた．眼科受診ではぶどう膜炎の所見もなく不全型ベーチェット病とされ，有熱時にコルヒチン内服で対応されていたが，既述のごとく21歳に結婚し，挙児希望があるためコルヒチンは中止していた．

前医での診療録レビューも確認したところ，自己炎症症候群という鑑別疾患もあがっていたようだったが棄却されていたことも判明した．

❸ 診断は？ 対応は？

周期性発熱，口内炎，頸部リンパ節腫脹，という観点から **PFAPA（periodic fever, aphthous stomatitis, pharyngitis, and adenitis）症候群** を考えた．

他の自己炎症性疾患（主に家族性地中海熱）の否定のため，患者・家族の同意を得て遺伝子検査を提出した．遺伝子検査については，京都大学医学部附属病院小児科と連携をした※．

※ 当時，京都大学医学部附属病院小児科がPIDJ（Primary Immunodeficiency Database in Japan：原発性免疫不全データベース http://pidj.rcai.riken.jp/index.html）の運営を行っており，そこで遺伝子検査を請け負っていた．

家族性地中海熱をはじめとした自己炎症性疾患でみられうる遺伝子異常は認めなかった．

発熱に伴い陰部潰瘍が出現していたことに違和感はあるが，その後は出現もなく，有熱時には毎回口内炎が出現することから，PFAPA症候群と暫定診断した．

経過：その後どうなったか

その後も発熱時に受診いただけるよう信頼関係を築き，受診時には症状について情報収集した．有熱時には圧痛を伴う頸部リンパ節腫脹を毎回認めた．口腔内アフタについては，認めるときと認めないときがあった．その都度，採血検査を行うが，白血球とCRPが軽度上昇している程度であり，それ以外の有意な所見は認めなかった．

24歳を過ぎた頃から発熱の周期が長くなり（2～3カ月無熱期間を認める），有症状時にはNSAIDs投薬での対応で経過している．

当院受診後は，コルヒチン・ステロイドともに投与する機会はなく，現在も経過を観察している．

④ 考察：不明熱とは

古典的不明熱の定義として，

- 発熱の持続期間が3週間以上
- 38.3℃以上の発熱が経過中に数回以上みられる
- 1週間の入院精査によっても原因がわからないもの

があげられている[1]．

しかし，現実には発熱の持続が3週間未満で熱源を特定できない状況もある．昨今のデータでは不明の割合も多く占める．

その場合，「急性熱性疾患」という疾患群で呼ばれ，① 診断の手がかりとなる局所症状・所見が乏しいか，それらが発熱より遅れて出現する疾患群（例：インフルエンザ，伝染性単核球症など），② 局所症状・所見が内科の守備範囲から外れているために見逃しやすい疾患群（例：前立腺炎，骨髄炎など），③ 比較的頻度が少ないために鑑別診断として想起しにくい疾患群（例：悪性リンパ腫，炎症性腸疾患など），に分類して考える[2]．

本症例については③に該当すると考えた．

◆ PFAPA症候群とは

周期性発熱（periodic fever），アフタ性口内炎（aphthous stomatitis），咽頭炎（pharyngitis），頸部リンパ節炎（anenitis）を伴う発熱発作を反復する原因不明の自己炎症候群で，1987年にMarshallらによって"Syndrome of periodic fever, pharyngitis, and aphthous stomatitis"として12症例がはじめて報告され[3]，1989年にPFAPA症候群と命名された[4]．その後に同様の患者が散見され，1999年にThomasらによって診断基準が確立された[5]．

多くは1～4歳で発症し，10歳までに改善する症例が多いとされるが，成人期に発症する例も存在する[6]．

表1 ◆ PFAPA症候群の症状

発熱	突然38.9〜41.1℃に達する発熱が2〜7日続いた後平熱に戻る．発熱発作は2〜8週ごとにくり返し間欠期は無症状である．
アフタ性潰瘍	口唇の内側や頬粘膜に発生することが多く40〜80％の患者で認める．
咽頭炎	65〜100％の患者に認められ，滲出性であることもしばしばあり，片側性であることもある．
頸部リンパ節炎	60〜100％の患者では熱に付随して認める．有痛性のこともある．

表2 ◆ PFAPA症候群の診断基準

1：幼少期に発症し規則的に反復する発熱である（5歳未満で発症）
2：上気道感染症を除外できる体質的な症状であり，以下の症状のうち少なくとも1つを伴う 　a）アフタ性口内炎 　b）頸部リンパ節炎 　c）咽頭炎
3：周期性好中球減少症が除外される
4：エピソードの間欠期は完全に症状が消失する
5：発育・発達は正常である

（文献5より引用）

1) 症状

PFAPA症候群の症状を**表1**に示す．

2) 診断

特異的な検査所見は示されておらず，**表2**のThomasらが提示する診断基準[5]による．ただし，幼少期以降に発症する症例もある[6][7]．

3) 対応

他の周期性発熱との鑑別に悩む場合は，プレドニゾロンの診断的投与も検討される．1 mg/kg/日（最大60 mg/日）を投与し，12〜48時間後に再燃するようであれば同用量を再投与する．それでも再燃する場合は，診断についての再考が必要である[8]．

また，予防内服としてシメチジンやコルヒチンを投与する例もある[8][9]．

シメチジンは20〜40 mg/kg/日を1日2回に分けて内服，24〜27％で寛解を認めたという報告がある[8]．

コルヒチンは0.6〜1.2 mg/日（4〜6歳）もしくは1.2〜1.8 mg/日（6歳以上）が提案されており[6]，RCTもあるが小規模な報告であり参考程度である[10]．

また扁桃摘出により発作の頻度が減少もしくはみられない，とされている[11][12]が，扁桃摘出後に再燃している例[13]もあり，本症例も扁桃摘出後の再燃と考える．

扁桃摘出の既往があり何年か経過した後に周期性発熱を再燃する例も報告されている．

自己炎症性疾患について疑った際には，診断を進めるにあたっての手順などに戸惑うことも珍しくない．現在は，"自己炎症性疾患サイト"というホームページ[14]があり，該当しうる疾

患の概要や診断に向けてのフローチャートの記載があったり，相談窓口も記載されているため活用したい．

◆ 前医からの診断についての対応

　　前医から診断がついていない，診療経過が典型的でないケースに遭遇することもある．その場合，自分自身が目の前の患者さんをラベリングしていないか，アンカリングしていないか，俯瞰的な目で見てスタートラインに戻って検討していく姿勢も必要である．本稿の症例のように転居をきっかけに診断を見直す機会もありうる．

　　また，総合診療系に携わる医療者は小児科からのキャリーオーバー事例にかかわることもあるが，前医での経過に違和感をもつことによって正診に寄与することもある．本症例以外の自験例では，小児科から気管支喘息としてfollowされており，当科での引き継ぎを機に診断について再検討した結果，びまん性細気管支炎が判明した症例もある．

　　また，病理組織検体の取り寄せや画像の取り寄せ（レポートだけではなく）も診断に迫るためには必要な行動である．

　　本症例では病理検査結果の取り寄せは診断には寄与しなかったが，過去にはまだ診断概念が確立されていなかった時期に施行された病理検査を取り寄せ，改めて病理医に診断をつけてもらうことで判明したIgG4動脈周囲炎も経験している．

　　過去にその検体や画像で診断がついていなくとも，その後に診断概念が明らかになっていることもあるため適宜確認する必要はある．

◆ 遭遇することが稀な症例への対応

　　自身が経験不足と自覚している領域（分野）での診断に苦慮した際は，その領域で自身が信頼してコンサルテーションを依頼できる候補医師を想定しておくことが必要である．

　　そのためにも稀な疾患に遭遇しうることを想定してアンテナを張っておくことも意識しておきたい．

　　例えば，家族性地中海熱などの自己炎症性疾患は筆者らにとって未遭遇であるが，疾患疫学や自分たちの診療領域を鑑みると，医師人生においていつか遭遇する可能性がある疾患，逆に言えば意識していなければ見逃す可能性が高い疾患でもあり，無用な検査・治療を行わないためにも心の準備はしておきたい．

◆ 医療面説上のポイント

　　過去の既往歴や家族歴を聴取する努力は怠らない．幼少期の情報も必要なことがあり，聴取可能なご家族にも協力を依頼する．

　　特に**遺伝子検査も行う際は個人情報管理についても配慮が必要**であることを意識して説明を行いたい．

◆ 文献

1) Petersdorg RG & Beeson PB：Fever of unexplained origin. Medicine (Baltimore) 40：1-30, 1961
2) 「この1冊で極める不明熱の診断学」（野口善令/監，横江正道/編），文光堂，2012
3) Marshall GS, et al：Syndrome of periodic fever, pharyngitis, and aphthous stomatitis. J Pediatr 110：43-46, 1987
4) Marshall GS, et al：PFAPA syndrome. Pediatr Infect Dis J, 8：658-659, 1989
5) Thomas KT, et al：Periodic fever syndrome in children. J Pediatr, 135：15-21, 1999
6) Padeh S, et al：Periodic fever accompanied by aphthous stomatitis, pharyngitis and cervical adenitis syndrome (PFAPA syndrome) in adults. Isr Med Assoc J, 10：358-360, 2008
7) Cantarini L, et al：Diagnosis of PFAPA syndrome applied to a cohort of 17 adults with unexplained recurrent fevers. Clin Exp Rheumatol, 30：269-271, 2012
8) Up To Date. Periodic fever with aphthous stomatitis, pharyngitis, and adenitis (PFAPA syndrome)
9) Feder HM & Salazar JC：A clinical review of 105 patients with PFAPA (a periodic fever syndrome). Acta Paediatr, 99：178-184, 2010
10) Butbul Aviel Y, et al：Colchicine as a therapeutic option in periodic fever, aphthous stomatitis, pharyngitis, cervical adenitis (PFAPA) syndrome. Semin Arthritis Rheum, 45：471-474, 2016
11) Licameli G, et al：Long-term surgical outcomes of adenotonsillectomy for PFAPA syndrome. Arch Otolaryngol Head Neck Surg, 138：902-906, 2012
12) Burton MJ, et al：Tonsillectomy for periodic fever, aphthous stomatitis, pharyngitis and cervical adenitis syndrome (PFAPA). Cochrane Database Syst Rev, ：CD008669, 2014
13) Colotto M, et al：PFAPA syndrome in a young adult with a history of tonsillectomy. Intern Med, 50：223-225, 2011
14) 自己炎症性疾患サイト　http://aid.kazusa.or.jp/2013/

Profile

渡邉力也　Rikiya Watanabe

市立福知山市民病院 総合内科
2004年信州大学卒業．2006年〜2008年　東京北社会保険病院（現・東京北医療センター）にて初期研修．2008年〜2012年　市立恵那病院にて後期研修．2012年〜市立福知山市民病院・総合内科にて勤務．日本プライマリ・ケア連合学会認定家庭医療専門医・日本内科学会認定内科認定医

日常臨床を続けて10数年，現在に至ります．嬉しいことも落ち込むこともいろいろありましたが，振り返ってみるとそれも臨床の醍醐味なのではないかと感じます．

日々臨床を続けていると，未知の疾患・病態や思いがけない事態，など未経験の問題への解決を求められることが出てきます．「時々の初心忘るべからず」と，かの世阿弥が述べられていますが，まさにその通りで未経験の事態に対して得たことを振り返りつつ臨床医の糧としていければと思います．そう思うと，臨床医としてのゴールはない，と痛感させられます．
今後も日々，さまざまな問題に向き合っていきたいと思います．

川島篤志　Atsushi Kawashima

市立福知山市民病院 総合内科
1997年筑波大学卒業．米国Johns Hopkins大学にて公衆衛生学修士取得．2008年秋より当院赴任し，総合内科臨床・研修医教育に従事．日本プライマリ・ケア連合学会 病院総合医委員会 副委員長・日本内科学会 地域医療教育WG委員．

「研修機能をもつ地域基幹病院の総合内科からの地域医療への貢献」をこの病院・地域で「生涯一病院総合医」として頑張ろうとしています！（現在丸10年実践）

近隣の大江分院との連携で総合診療プログラムも運営しています（連携の実感や本院での教育企画参加，引越なしという利点満載！）．
今後もさまざまなことがあると思いますが，一緒に研鑽してくれる仲間を募集中（指導医クラスも）なので，Blogもご笑覧下さいね！
http://fukugim.blogspot.com/

第2章　診断に苦慮した症例　〜何が難しいのか

5　倦怠感を訴える症例

和足孝之

Point
- 倦怠感には木を見て森も見る．森も見てから木も見る
- 診断困難例こそe-Diagnosisが威力を発揮する
- Cogan's syndromeは目と耳とが障害される炎症性疾患！

Keyword　省察　e-Diagnosis　不作為バイアス　マズローの金槌

はじめに

　患者の訴えのなかで倦怠感ほど診断学的に難しいものはなく，一方で臨床推論の思考プロセスのなかで分析的診断をこれほど頻用する主訴も少ないでしょう．その1つの原因として，「倦怠感」という言葉の潜む危うさにあります．倦怠感とは「活力が減少し健康感を喪失した感覚」とも言えるし，辞書[※1]によっては「心身の疲れによってだるく感じること」全般をさします．つまり器質的疾患も，精神科的疾患も，社会的背景もすべてを含む，驚くべき包括性を有する言葉なのです．ゆえに，筆者は倦怠感を主訴に患者が受診した場合には，後述する主訴の細分化を全力で行っていくことを最も重要視しています．倦怠感の患者で診断困難に陥るというよりは，倦怠感に潜む真の主訴を引き出せないというピットフォールにはまるということが問題なのです．

> **症例**（文献1より一部改変）
> 60代後半女性．1カ月前から続く「なんか，せつい[※2]」と倦怠感を訴えて内科外来を受診．よくよく話を聞くとその倦怠感は2カ月前から増悪傾向であり，随伴症状に食欲低下や，全身の筋痛や頭痛，腰痛に加えて間欠的なspike feverと2カ月で3kgの体重減少も認められることがわかった．さらに，もともとストレスなどに弱いとのことで耳鼻科専門医から2年前にメニエール病の診断を受けており回転性の眩暈を主訴にERに頻回の受診歴がある．不眠などの精神的な訴えも多い方である．今回は夫いわく，いつもより「せつがっている」，倦怠感が強そうとのことであった．既往歴に

※1　大辞林 第三版より
※2　せつい：出雲弁で倦怠感，しんどい，苦しい，つらい，労作時呼吸苦，胸痛，胸部不快感，体のだるさ，吐き気なども包括する方言であり，島根の医師にとってきわめて恐ろしい単語

は10年来のコントロールのよい2型糖尿病と眩暈に対する耳鼻科の通院歴があった．身体所見では左下腹部に圧痛があり，採血検査では炎症反応高値CRP 8 mg/dL，血沈ESR 62 mm/時，以外に特記すべきことはなく，電解質，甲状腺ホルモンなども正常であった．腹部造影CTを試行したところ非特異的な腸管周囲，子宮周囲の炎症所見があったために外科入院となった．その後も重篤ではないが，強い全身の倦怠感と，微熱，中等度の腹痛が改善しないために産婦人科へもコンサルト．特に産婦人科では何も指摘されなかった．入院5日目に，経過観察中に著明な回転性眩暈と吐き気，両側難聴を訴えたために耳鼻科を受診，両側半規管麻痺と両側の急性感音性難聴の診断を受けた．同日夜に両側の急激な視力低下の訴えもあり翌日眼科コンサルトを経て，ぶどう膜炎・強膜炎・虹彩炎の診断を受けるに至った．しかしながら，局所症状が多様かつ同時に多発しており診断が絞れないということで，総合内科へ診断困難例として紹介となった[1]．

1 何に困ったか，どう対応したか

　眼科での眼底検査（図A）や，前房穿刺を行ったうえでのヘルペスウイルスやサイトメガロウイルスなどのPCR検査も陰性，耳鼻科では両側の半規管麻痺と急性感音性難聴の診断（図B），外科や産婦人科などからも確定的な診断は得られていない状態で引き継ぐこととなりました．

　当初一番困ったのが，各種専門家がすでに調べており，これに関して「それ以外の診断や思考」を問われることでした．特に，とかく私たちジェネラリストはスペシャリストの意見や診断にアンカリングバイアス（1章1参照）をもち思考が停止してしまう傾向が強いと思います．

　診断学的な見地から本症例を振り返ってみましたが，それぞれの専門医が局所で行った分析的診断の方法は正しかったと考えています．専門医がおのおのの臓器別領域での鑑別診断を広く想起し，most likely（つまりは頻度や所見や症状と合致するもの）から除外していく原則に

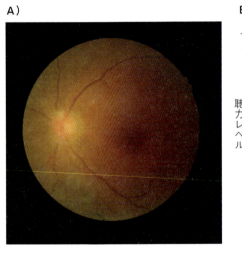 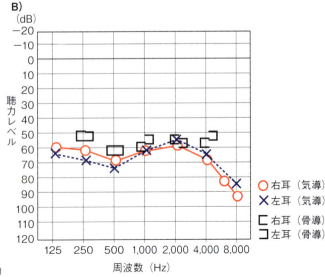

図◆眼底所見（A）とオージオメトリー所見（B）

表1 ◆ e-Diagnosisの実際の行い方

e-Diagnosisの簡単な方法
1. これまでの病歴と経過，検査結果からプロブレムリストをすべて列挙する．
2. プロブレムリストのなかからグループ分けを行い，特に重要と考えられるものを3〜5つに絞り組合わせをつくる．
3. PubMedとGoogle Scholarでそれらの組合わせをMeSHで検索する．
4. ヒット数が多い場合は検索用語の組合わせを増やし，少ない場合は減らす．
5. Best matchしている論文などが鑑別診断の疾患になる可能性が高い．

沿って対処されていたからです．しかし，倦怠感，腹痛，筋肉痛，関節痛，視力低下，神経症状，聴力低下や眩暈などの多岐にわたる症状を有する場合は各症状に対する診断の局所戦ではなく，俯瞰的視野で大局的な臨床推論を見直す必要があります．師 徳田安春先生はこのように陥っている状態を「木を見て森を見ず，森を見て木を見ず」とよく述べておられます．

臨床推論に関しては他の筆者が十分に言及していますので，自分が頻用する**e-Diagnosis**[2]という実戦方法をここでは述べたいと思います（表1）．これについては徳田安春先生が論文として発表されていますので詳細はそちらを参照してください．

地球上の多くの疾患は典型的疾患の非典型例も，非典型的疾患の非典型例もすでに報告されています．これら地球上の類縁疾患や類似病態の文献のなかから鑑別診断をあげることが可能となっている時代です．利用しない手はないでしょう．

❷ 診断は？ 対応は？

本症例に関しては，初診の段階の主訴であった倦怠感ではなく，すでに表出しているその他の症状をメインに臨床推論を組み立てることを行いました．視力低下をきたしていることから，血管炎などのなかでも側頭動脈炎を第一に考え同日生検を行いました．提出されていたANCAや抗核抗体などの特殊検査もすべて陰性でした．内耳障害に関しては側頭動脈炎では説明がつかず，一元論で説明できる病態，もしくは同時に内耳疾患が併存している状況を考えましたがその他の膠原病を含めた精査が必要であり，精度の高い分析的診断が必要であると考えました．診断につまったときには前述したe-Diagnosisが威力を発揮します．本症例のような場合は，視力低下，難聴，発熱，血管炎，強膜炎などのKey wordを組合わせてPubMedで検索するだけで最も可能性が高い鑑別疾患が文献込みで提案されてくるのが興味深いので，ぜひ，皆様も試していただきたいと思います．

最終的に，生検結果などから血管炎疾患群のなかのCogan's Syndrome（以前の定義からはAtypical Cogan's syndrome）と診断し，ステロイド治療を開始することにしました．

経過：その後どうなったか

その後の経過は，倦怠感や微熱などの症状は改善がみられ自宅療養となったが，耳症状や視力低下は不幸にもその後も改善がみられなかった（詳細は文献1を参照）．

❸ 本症例についての考察

　診断エラー学の観点からいくつかのポイントを考察してみます．複数の専門科が診ている場合には，診断と治療方針の決定が困難になりdelayになることがよくあります．これはomission bias（不作為バイアス）と呼ばれ，**結果に対する直接的な責任を受けもつことを避ける傾向があり，行動するよりも行動しないことを無意識に選択してしまうバイアスがあるため**とされます．また誰かが診ているという安心感が積極的な行動を邪魔してしまうためです．私たちジェネラリストが専門科複数と併診している場合は，責任が分散されているときこそ要注意です．また，各症状・所見に対する専門科医師の思考過程にはMaslow's Hammer（マズローの金槌）というバイアスが起こりやすく，**自らがもつ技能で検査や処置の対応ができる診断から想起しやすい傾向**があります．例をあげると貧血の患者を診た場合に，消化器内科医であれば内視鏡を行う閾値が低い，などの場合があります．また，人は想起できていない疾患を診断することは難しいのです．診断エラー学の観点からは知識や技術の欠乏は診断エラーのmiss，wrong，delayの原因には直接なりにくく，認知バイアスの方が主な原因であるとされます[3]．しかし筆者は，このような診断困難例に限れば，その疾患に対する知識の欠如や鑑別診断を想起することができないことが直接的原因として多いと考えています．

◆一般的な倦怠感へのアプローチ

　前述したように「倦怠感」はそのままでは診断を絞り込むことが難しい主訴の代表格です．そのために，倦怠感を訴える患者には，「倦怠感という訴えに潜む本当の主訴」を細分化して拾いにいく姿勢が最も重要となります．つまり倦怠感を確実に診察するための方法は問診で徹底的に病歴を聞いていくほかにありません．

　そもそも日本語の倦怠感のなかに，疲労感，意欲低下，筋脱力，抑うつ傾向などさまざまな意味を包括していることが多いために海外文献との照らし合わせも困難となっています．疫学的にはプライマリ・ケア外来に受診する20〜30％の患者が，メインではなくても重要な症状や兆候として倦怠感を訴えるとの報告があります[4]．おもしろいことに，男性よりも女性の方が倦怠感を訴えることが多く，英米での有病率は6〜7％程度とされています[5)6)]．倦怠感の確固たる定義は難しく，既存のものとして世界的に利用されることが多いのは下記の分類で，6カ月以上続くものを慢性疲労（倦怠感）としています（表2）．

表2 ◆ 倦怠感（疲労感）の経過での分類

急性	数日から1カ月まで
亜急性	1カ月から6カ月まで
慢性	6カ月以上

筆者が行っている倦怠感へのアプローチ方法は主に2つの診断戦略があります．

1) 身体・基質的疾患か精神的疾患，あるいはその両方の組合わせで考える方法．
2) 時間軸を用いて，急性か慢性（亜急性含む）かで考える方法．

1) 身体・基質的疾患か精神的疾患，あるいはその両方の組合わせで考える方法

1つ目の軸として，呼吸器症状や消化器症状など局所的な症状があれば診断を絞り込むことができますし，発熱などが付随すればそれは倦怠感の鑑別ではなく発熱の鑑別としての診断アプローチをとるべきです．肝炎，心筋炎，症状の乏しい腎盂腎炎などが倦怠感を主訴に受診したとしても，別角度から拾い上げることができるからです．もし徹底的な病歴や身体所見でもkeyとなる情報がない場合は，精神的疾患としてのアプローチが必要となります．この場合，有効なのは興味や趣味，不眠や食欲不振などを含めたうつ病などのスクリーニング方法です．

2) 時間軸を用いて，急性か慢性（亜急性を含む）かで考える方法

2つ目の軸として，時間軸を用いる場合，特に月単位の経過の場合（つまり亜急性〜慢性）は精神的疾患が隠れている割合が多くなると同時に，潜在的に隠れている慢性疾患がある可能性が増えるために注意を要します．特に各論的には6カ月以上の強い倦怠感は慢性疲労症候群（chronic fatigue syndrome）／筋痛性脳脊髄炎（myalgic encephalomyelitis）との鑑別を要するために詳細は診断基準を参照していただきたいと思います[7]．

倦怠感の鑑別で少しでも背景に隠れている疾患が想起できた場合には，その着目したポイントを中心に分析診断方法に切り替え，表3のような系統だった鑑別表を用いて絞り込んでいくとよいでしょう（ここでは誌面の都合上最低限しか記載しませんが，筆者はスマートフォンに鑑別診断アプリを入れておりいつでも秒単位で詳細な鑑別一覧を見ることができるようにしています．Differential diagnosisなどでアプリを検索してみてください）．

表3 ◆ 1カ月以上に及ぶ倦怠感の代表的鑑別

心臓・肺	慢性心不全，弁膜症，心房細動，COPD，睡眠時無呼吸症候群など
内分泌・代謝	甲状腺機能亢進・低下，慢性腎不全，慢性肝炎，副腎不全，電解質異常（Na・K・Ca）など
血液・悪性疾患	貧血，悪性腫瘍など
感染症	伝染性単核球症，ウイルス性肝炎，HIV，亜急性感染性心内膜炎，結核，寄生虫など
膠原病	線維筋痛症，リウマチ性多発筋痛症，SLE，関節リウマチ，シェーグレン症候群，重症筋無力症など
精神的疾患	うつ病，不安障害，身体表現性障害
神経疾患	多発性硬化症，パーキンソン病，ALSなど
薬物・中毒	ベンゾジアゼピン系，抗うつ薬，筋弛緩薬，第一世代の抗ヒスタミン製剤，βブロッカー，オピオイド，アルコール，覚せい剤

ここが診断のポイント　1）木を見て森も見る．森も見てから木も見てみる
多岐にわたる症状が同時に見られている場合には，それらが一元的に説明できる単一疾患か，偶然併存している複数疾患であるかを考慮する．本誌の読者が悩むほどの診断困難例であれば，それは単一希少疾患の表現形を認識できていないだけのことが多い．

 ここが診断のポイント　2）e-Diagnosisを用いる
鑑別診断を想起できない場合，診断困難例に打ち勝つことはできない．想起できない場合は，メインと考えるプロブレムの組合わせから，最適解を地球上の文献から照らし合わせてみる．

 ここがピットフォール　倦怠感に潜む真の主訴を引き出せないというピットフォール
倦怠感が真の主訴である場合は多くはない．惑わされずに隠れた主訴を探す．
ベテラン医や専門医を信頼するアンカリングバイアスと自信過剰バイアスに陥るな！
人は信じない．自分も信じない．これが臨床の難しいところである．

 ## まとめ

倦怠感は診断学的にきわめて難しいが腕の見せどころでもあります．診断エラーを防ぐためには倦怠感に潜む真の主訴を引き出すようにいろいろな角度から情報を集めて，分析的診断を多用することが大切です．本稿ではあまり教科書に記載されていない実践的なことを中心に述べました．読者の皆様の参考になれば幸いです．

◆ 文　献

1) Watari T & Tokuda Y：Fever of unknown origin, bilateral sensorineural hearing loss with canal paresis and uveitis with iridocyclitis and episcleritis: a case of Cogan's syndrome. BMJ Case Rep, doi:10.1136/bcr-2018-224535, 2018
    ▶ まさにこの原稿の元ネタになります．木を見て，森を見ず，省察の一例．
2) Tokuda Y, et al：Caught in the web: e-Diagnosis. J Hosp Med, 4：262-266, 2009
    ▶ 診断エラー学の日本のパイオニア徳田安春先生が常日頃から言われる無料の診断サポート技術 "e-Diagnosis" はイーです．
3) Graber ML, et al：Diagnostic Error in Internal Medicine. Arch Intern Med, 165：1493-1499, 2005
    ▶ もはやレジェンド Mark Graber先生の診断エラー学の原点的論文．
4) Fuhrer R & Wessely S：The epidemiology of fatigue and depression: a French primary-care study. Psychol Med, 25：895-905, 1995
    ▶ フランスでの倦怠感の疫学調査．ここではプライマリ・ケアセッティングで30％程度も訴えがある可能性．
5) Lawrie SM, et al：A population-based incidence study of chronic fatigue. Psychol Med, 27：343-353, 1997
6) Walker EA, et al：Psychiatric disorders and medical care utilization among people in the general population who report fatigue. J Gen Intern Med, 8：436-440, 1993

▶ 5) 6) は倦怠感・疲労感の疫学調査.

7) Beyond Myalgic Encephalomyelitis/Chronic Fatigue Syndrome: Redefining an Illness. The National Academies Collection: Reports funded by National Institutes of Health. Washington (DC), 2015
　▶ 簡単には語れない慢性疲労症候群のreviewです. 海外ではBME/CFSともされます.

Profile
和足孝之　Takashi Watari

島根大学附属病院 卒後臨床研修センター
岡山大学医学部卒業（学士編入学）. 湘南鎌倉総合病院で研修を終え, 東京城東病院 総合内科副チーフ, マヒドン大学 臨床熱帯医学大学院, 2016年10月から現職. ハーバード大学医学部GCSRT在籍中.
総合医こそ大学で発揮できる能力と可能性があると確信しました. 主な仕事は, 実践的臨床教育と医学部教育改革, そして島根県の臨床研修の活性化. 研究のテーマは診断エラー学をガスガスやってます.

第2章 診断に苦慮した症例 〜何が難しいのか

6 免疫疾患の症例

藤井 博，髙橋芳徳

> **Point**
> - 診断困難例では限られた所見がミスリーディングの原因となり判断を誤ることがある．できるだけ多くの所見を集め，決定的，中核的な所見を得ることを心がける
> - 免疫疾患では初期に正しい診断がつかない，つけられない症例が相当数存在する．別の疾患も想定しながら「能動的に」経過観察することで正しい診断が導かれることがある

Keyword 不明熱　未分化関節炎　リウマチ性多発筋痛症　成人発症Still病　悪性リンパ腫

はじめに

不明熱や原因不明の関節炎に対して，血液培養，疣贅評価の心エコー，全身CT，ガリウムスキャンをルーチンで施行し，原因不明でやむをえず抗菌薬で診断的治療…，ということは経験があるかと思います．しかしこのようなアプローチのみで問題が解決することは少ないと思います．本稿では私たちが最初にうまく診断できず，最終的に診断が変わった症例に対する反省を通して，免疫疾患に対してもう少し私たちがアプローチできることがないかという視点からまとめてみました．

症例

40代後半女性．15カ月前，突然肩から上腕にかけての痛み，こわばり，咽頭痛が出現し，起き上がりや寝返りが困難になった．皮疹はなく，手指の軽い腫脹と手関節の圧痛，上肢の挙上障害が認められた．体温36.1℃，血圧109/72 mmHg，脈拍111回/分．白血球9,730/μL，好中球分画83.5％，Hb 11.2 g/dL，血沈79 mm/時間，CRP 8.9 mg/dL，RF 27 IU/mL，抗CCP抗体 陰性，フェリチン528 ng/mL，sIL-2R 1,726 U/mL．血液培養2セット陰性，心エコー，全身の造影CTで心膜肥厚と心囊水，脾腫が認められ，ガリウムスキャンで多発関節炎が認められた（**図1A，B**）．関節痛，咽頭痛，脾腫から成人発症Still病（adult onset Still's disease：AOSD）が疑われたが，山口のAOSD分類基準[1]は満たさず，Birdによるリウマチ性多発筋痛症（polymyalgia rheumatica：PMR）の診断基準[2]を満たしたことからPMRと診断した．プレドニゾロン（PSL）15 mg/日で症状改善なく，30 mg/日に増量し，メトトレキサート（MTX）6 mg/週にて加療を行い退院した．

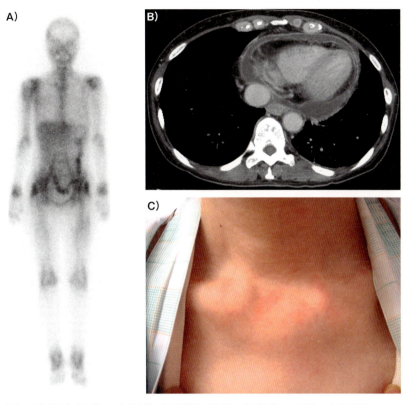

図1 ◆ 初診時（入院14カ月前）と再燃時（入院9カ月前）の画像・身体所見
A）初診時（入院14カ月前）ガリウムスキャン：手，肩，膝，足の関節炎．ほかに有意な集積なし．
B）初診時（入院14カ月前）造影CT：心囊水の貯留．
C）再燃時（入院9カ月前）前頸部に搔痒感を伴わない，蕁麻疹様の皮疹．

1 まず何を考えたか

　突然肩から上腕にかけての痛み，こわばり，起き上がりや寝返りが困難，手指の軽い腫脹と手関節の圧痛，上肢の挙上障害という症状からはPMRと考えましたが，この疾患は除外診断が重要で，感染症や悪性腫瘍の除外が必須です．また50歳以上で発症する方がほとんどであり，70〜80歳が多くを占め[3]，本症例はかなり若年であることが気になります．振り返ってみると**最初の診断の時点でいくつかの疑問点**があり，またsIL-2Rが高めであったことも注目する必要があったのかもしれません．最終的に造影CTやガリウムスキャンでも所見は認めず，PMRとして治療することにしました．

2 何に困ったか，どう対応したか

　PMRは治療の反応が良いことも加味して診断が正しいことを確認します．ところが**標準的なPSL 15 mg/日では反応が悪い**．30 mg/日に増量してMTXを追加しCRPは陰転化しましたが，

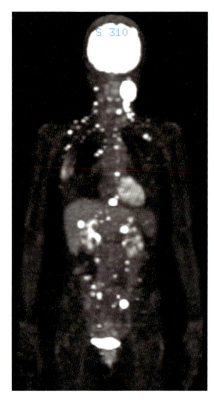
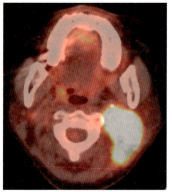

頸部

図2 ◆ 入院時の画像所見
入院時のFDG-PET：左頸部を中心に，全身リンパ節へのFDG集積を認める．

その6カ月後PSL 10 mg/日まで減量したところ咽頭痛と高熱が出現しました．全身CTで，頸部に非特異的なリンパ節の腫脹が認められ，サーモンピンク疹様の皮疹（図1C）も出現しました．**治療困難なPMRをみた場合，巨細胞性動脈炎を含めた血管炎，悪性腫瘍や他のリウマチ性疾患の可能性を考慮することが必要**です．そこでPMRではなくAOSDの可能性が高いと診断を修正し，治療方針を変更しました．MTXをシクロスポリンに変更し，**1カ月後トシリズマブが追加**され，症状は著明に改善しました．ところがその6カ月後，頸部のリンパ節が急速に増大し，PET-CT（図2）および生検にて悪性リンパ腫と診断されたのです．

💊 ここがポイント　PET-CTの有用性

診断学の神様と言われるティアニー先生は「**よくある疾患の稀な症状を観察していることの方が，稀な疾患のよくある症状を観察しているよりもはるかに多い**」と言われています[4]．免疫疾患は稀な疾患も多く，非典型例では特にそうですが，頻度の高い悪性腫瘍や感染症の稀な症状と間違わないように常に注意が必要です．「**最悪は最初に除外**」というパールからも，本症例のように**診断に疑念がある症例，標準的な治療に反応が乏しい免疫疾患はPET-CTまで行い，悪性腫瘍や感染症の十分な除外診断を行う**価値があります．鑑別となることが多い大血管炎に対する感度は造影CTよりも高く[5]，多角的評価の一助になります．

ここがピットフォール

治療がうまくいかない場合は治療を強化するだけでなく，診断を考え直す良い機会と考える．

❸ 診断は？ 対応は？

● 診断：びまん性大細胞型Bリンパ腫（および腫瘍随伴症候群）

経過：その後どうなったか

血液内科に転科され，化学療法を受けられました．いつも笑顔でいらっしゃる方で，転科の際もお変わりなく主治医としては救われましたが，小生自身は心のなかで大変落胆したのを記憶しています．

❹ 本症例についての考察

診断時において非典型的所見がいくつかあったこと，標準治療に対する反応不良があったことなど診断を見直す機会が何回か与えられた症例ですが，いくつかのミスリーディングな身体所見や血液検査を正しく選択できなかった症例でした．**どのような検査・所見もミスリーディングになりえます**．抗核抗体やリウマトイド因子（RF）をはじめ，採血検査の多くは特異度が高くありません．フェリチンは正常値の5倍以上であれば，感度80％，特異度46％でAOSDが診断できる[6]とされていますが，特異度の低さを理解して判断する必要があります．画像所見も同様で，**不明熱に対する各種画像検査の有用である確率は，偽陽性である確率と同程度**という報告があります（表1）[7]．身体所見も同様で，悪性リンパ腫によるAOSD様の腫瘍随伴症候群は皮疹まで出現し，いかにもAOSDに見えます[8]．このことを十分理解していれば，早期にガリウムスキャンではなく画像解像度に優れるFDG-PETを撮る，あるいは，6カ月後に出現した頸部表在リンパ節を生検することができたかもしれません．

表1 ◆ 各種画像検査の不明熱に対する有用性

検査内容	有用であった割合（人，%）	偽陽性（人，%）
胸部X線（n=73）	6（8%）	8（11%）
胸部CT（n=46）	9（20%）	8（17%）
腹部CT（n=60）	12（20%）	17（28%）
FDG-PET（n=70）	23（33%）	10（14%）

（文献7より引用）

ここがポイント

少数の身体所見，検査所見から診断をすることはできない．できるだけ多くの所見を集めて，所見の感度，特異度を理解して，総合的な判断をすることが重要である．

◆「診断困難な免疫疾患の症例」への対応

1) 免疫疾患の診断はなぜ難しいのか

　免疫疾患の診断が難しい理由として希少疾患が多いこと，非特異的な所見の組合わせで診断しなければならない場合があること，同じ疾患であっても不均一な「症候群」であるため，所見や治療効果にばらつきがあることが挙げられると思います．このためシンプルな項目で確定診断をつけるということが困難であり，多くは「診断基準」が存在せず，「分類基準」が作成されています．分類基準は疾患の研究のためにできるだけ「均質な集団」を集めるという目的でつくられたものであり，診断の大きな参考にはなるものの，その疾患の正しい診断を担保するものではありません．つまり**分類基準を満たさなくてもその疾患かもしれないし，逆に満たしてもその疾患ではないかもしれない**，ということになります．ではこのような場合，何を頼りに診断すればよいのでしょうか．

2) 中核的所見，組織所見を集める

　1つ私たちが心がけたいことは**疾患の代名詞ともいえるような，特異度の高い中核的な所見を得ること**だと思います．例えば2カ所以上の手足の骨びらんは分類基準を満たさなくても半数以上が関節リウマチになると言われています[9]．若年女性で抗核抗体陽性，免疫複合体沈着を伴った腎炎があればSLEと考えるのがよいでしょう．結節性多発動脈炎における中小動脈の多発動脈瘤，サルコイドーシスの「特徴的な」ブドウ膜炎など，中核的な所見が得られるなら，たとえ分類基準を満たさなくてもそのような病態として解釈できる可能性が高くなります．ティアニー先生が「Tissue is issue.（病理が重要だ）」[4]とおっしゃるように，組織所見が決定打となる機会は多く，どこから生検するか，フォーカスを当てた問診，診察が重要です．FDG-PETは炎症の局在を示し，生検する部位を同定するのに役立ちます[10]．

3) 除外診断のために何を行うか

　特異所見の乏しい免疫疾患の診断は**除外診断**を基本としています．どこまで除外するのか，ということが問題になりますが，ここでは私たちが行っているいくつかの実例を紹介させていただきます．一般的な病歴聴取に加え，膠原病に関連する病歴，身体所見（表2）がまず重要です．皮膚病変はもちろん，眼病変の有無が大きく診断に寄与することがしばしばあります[11]ので，病変をきたしうる場合は必ず皮膚科，眼科にコンサルトします．一般採血，検尿，インターフェロン-γ遊離試験（interferon-gamma release assay：IGRA），血液培養2〜3セット，リウマトイド因子，抗CCP抗体，抗核抗体，補体，免疫グロブリン，甲状腺機能，可溶性IL-2レセプター（sIL-2R），フェリチン，に加え，病歴と身体所見から重要と考えられる採血検査項目を加えます．頸部から骨盤の造影CTは全症例で確認します．ここ数年の画像診断の進歩を生かし，FDG-PETをはじめ，関節炎があるのかないのか，滑膜炎なのか，腱鞘炎なのか，腱付着部炎なのか，微妙な場合は補助的にMRIや関節エコーの所見を参考にします．炎症の首座により，関節炎の原疾患を絞るためです．

表2 ◆ リウマチ・免疫疾患に関連する症状，身体所見

	症状	ありうる診断
脳神経	頭痛	SLE，巨細胞性動脈炎
	しびれ，麻痺	神経炎，圧迫
	筋力低下	筋炎，神経炎
	脳梗塞	抗リン脂質抗体症候群
	てんかん	SLE
口腔内	ドライマウス	シェーグレン症候群
	口内炎	反応性関節炎，ベーチェット病，炎症性腸疾患
眼	ドライアイ	シェーグレン症候群
	ブドウ膜炎	血管炎，脊椎関節炎，ベーチェット病，サルコイドーシス
	視力の低下	巨細胞性動脈炎
皮膚	皮疹，紅斑	さまざまなリウマチ疾患
	乾癬	乾癬性関節炎
	網状皮斑	SLE，血管炎，抗リン脂質抗体症候群
	結節性紅斑	サルコイドーシス，ベーチェット病
	毛細血管拡張	強皮症
	光線過敏	SLE，皮膚筋炎，シェーグレン症候群
	皮膚潰瘍	ベーチェット病，血管炎
	レイノー現象	強皮症，SLE，シェーグレン症候群
	結節	変形性関節症，関節リウマチ，痛風，SLE，リウマチ熱，結節性動脈周囲炎，多中心性細網組織球症
	脱毛	SLE
呼吸器	胸膜炎	SLE，血管炎，成人Still病，家族性地中海熱
	息切れ	膠原病に伴う肺高血圧，間質性肺炎
消化器	下痢	反応性関節炎，炎症性腸疾患
泌尿生殖器	腎結石	痛風
	排尿障害	反応性関節炎，ベーチェット病，淋菌性関節炎
	陰部潰瘍	反応性関節炎，ベーチェット病，淋菌性関節炎
	膣分泌物	反応性関節炎，ベーチェット病，淋菌性関節炎
外傷	骨折	骨粗鬆症
	腱板の断裂	将来の変形性関節症
	捻挫，牽引	過剰運動症候群
非特異的症状	倦怠感	炎症性疾患，悪性腫瘍
	発熱	SLE，化膿性関節炎など
	体重減少	炎症性疾患，悪性腫瘍
	疲労感	炎症性疾患，悪性腫瘍
	高齢	リウマチ性多発筋痛症
血液	血栓症	抗リン脂質抗体症候群
	貧血	炎症疾患
妊娠関連	流産	抗リン脂質抗体症候群
	胎児発育不全	抗リン脂質抗体症候群
	子癇	抗リン脂質抗体症候群

（文献14を参考に作成）

◆ 困ったときにどうするか，注意したいこと

　このようにしても，初期に診断のつかない関節炎は約30％[12]，**不明熱は約50％も存在する**[7]という報告があります．「臨床家は収集した患者の情報を，**認識できるいくつかのパターンに再構築し，次に，このパターンを説明可能にする1つの診断を見つけだします．鑑別診断を広くもちつつ，患者の臨床経過をたどることで，臨床家は正しい診断にたどり着くことができるのです**」[13]というティアニー先生の言葉に集約されますが，そもそも**診断困難な症例はパターンのもととなるプロブレムリストが最初からそろっていない**ことがあります．「関節炎＋発熱」の患者は，後に腎炎が明らかとなる顕微鏡的多発血管炎，あるいは結節性紅斑とブドウ膜炎が出現してサルコイドーシスやベーチェット病と診断される可能性があります．このような場合はリウマチ疾患におけるレッドフラッグサイン〔体重減少，発熱（の持続），頭痛，頭皮の圧痛，視力障害，感覚の低下，筋力の低下，排尿，排便困難など〕[14]に注意して，適宜病歴，身体所見，採血，画像検査を含めた**能動的なフォローアップを行うことで横断的，かつ縦断的な検討も加味して診断する**のです．レッドフラッグサインがある場合，NSAIDsで抑制できればNSAIDsで，抑制が難しいなら可能な限り組織を含めた検査をすませたうえで，最も想定される疾患に対する標準的なステロイド治療を行うこともあります．この場合もやはり治療効果をみながら常に正しい診断を考えるということになります．

◆ 原因不明の熱や関節炎で不安を抱える患者の医療面接上のポイント

　「不明」「診断がつかない」となると患者さんは不安になり，ドクターショッピングになる方もおられます．小生は発熱や関節炎で受診され，初期に診断がつかない患者さんでレッドフラッグサインがない場合，医療の限界を含め，正直にお話しています．「発熱や関節炎で初期に診断不能な方はいらっしゃいます．発熱は50％，関節炎は30％ほどの方で診断がつかなかったという報告[7,12]もあります．しかし過度の心配をする必要はありません．発熱の場合，約半数の方は自然と熱が下がり，症状が消失します[15]．関節炎については10〜40％が1年以内に自然に軽快し，30％ほどの方は関節リウマチ，残りはさまざまな膠原病に診断されるという報告[12]があります．いま診断がつかなくても，これから注意して経過をみることで自然と治ったり，診断がつくことがあるのです．」このように説明することで，むしろ患者さんは安心することが多いように思います．

> **知っておくとよいこと**
>
> 初期に診断が確定できない症例は一定数存在する．無理やり分類基準に当てはめると診断を誤り，その後正しく診断する機会を失うこともある．診断の限界を患者さんと共有したうえで，経過を注意深くみていくことが重要である．

まとめ

診断がつかないときは患者さんも不安ですが，主治医も同様にかなり不安になるものです．「経過観察」も正確な診断をつけるためには重要なステップである，と意識すると，肩の荷が下りて少し楽になり，診断困難例と上手に向き合えるようになるように思います．

◆ 文献

1) Yamaguchi M, et al：Preliminary criteria for classification of adult Still's disease. J Rheumatol, 19：424-430, 1992
2) Bird HA, et al：An evaluation of criteria for polymyalgia rheumatica. Ann Rheum Dis, 38：434-439, 1979
3) Salvarani C, et al：Epidemiology of polymyalgia rheumatica in Olmsted County, Minnesota, 1970-1991. Arthritis Rheum, 38：369-373, 1995
4) 「ティアニー先生の診断入門 第2版」（Lawrence M.Tierney，松村正巳/著），医学書院，2011
5) Vaidyanathan S, et al：Comparative effectiveness of (18) F-FDG PET-CT and contrast-enhanced CT in the diagnosis of suspected large-vessel vasculitis. Br J Radiol, 91：20180247, 2018
6) Coffernils M, et al：Hyperferritinemia in adult onset Still's disease and the hemophagocytic syndrome. J Rheumatol 19：1425-1427, 1992
7) Bleeker-Rovers CP, et al：A prospective multicenter study on fever of unknown origin: the yield of a structured diagnostic protocol. Medicine (Baltimore), 86：26-38, 2007
8) Sun NZ, et al：Updates in adult-onset Still disease: Atypical cutaneous manifestations and associations with delayed malignancy. J Am Acad Dermatol, 73：294-303, 2015
9) Thabet MM, et al：The prognostic value of baseline erosions in undifferentiated arthritis. Arthritis Res Ther, 11：R155, 2009
10) Basu S, et al：Functional imaging of inflammatory diseases using nuclear medicine techniques. Semin Nucl Med, 39：124-145, 2009
11) Rosenbaum JT & Dick AD：The Eyes Have it: A Rheumatologist's View of Uveitis. Arthritis Rheumatol, 70：1533-1543, 2018
12) Hazes JM & Luime JJ：The epidemiology of early inflammatory arthritis. Nat Rev Rheumatol, 7：381-390, 2011
13) Jha AK, et al：Clinical problem-solving. Diagnosis still in question. N Engl J Med, 346：1813-1816, 2002
14) 「Rheumatology, 2-Volume Set, 7e」（Hochberg MC, et al, eds），Elsevier, 2018
15) Knockaert DC, et al：Long-term follow-up of patients with undiagnosed fever of unknown origin. Arch Intern Med, 156：618-620, 1996

Profile

藤井 博 Hiroshi Fujii

金沢大学附属病院 リウマチ・膠原病内科
専門：膠原病全般
大学病院にいるとこのようにやっていても診断ができない症例がたくさんいて，頭を悩ませることもたびたびです．当たり前ですがやはり知らない疾患は診断できません．多くの症例を自ら経験し，症例発表，学会などでは「主治医になったつもりで」希少疾患や稀な症状についても学ぶことを心がけています．日々勉強ですね．

髙橋芳徳 Yoshinori Takahashi

亀田総合病院 感染症科
専門：膠原病全般，感染症全般
リウマチ膠原病を専門としながら感染症診療にも興味をもち，ただ今国内留学で修行中の身です．学ぶべき分野が広いため，知識が浅くなる懸念はありますが，修得した感染症の知識もフルで生かして，診断に迷う不明熱や多発関節炎の診療に努めて参ります．

第2章 診断に苦慮した症例 〜何が難しいのか

7 他の医師と自分の診断が異なった症例

原田侑典, 志水太郎

Point
- 診断が異なったとしても対立しない, 協力する
- あげられた診断をそれぞれ検証する
- 診断が異なった背景を分析する

Keyword 診断の4分類

はじめに

　他の医師と自分の診断が異なった場合, 診断における問題のみならずコミュニケーション上の問題も生じやすくなります. 本稿では, このような状況を打開するための考え方とコミュニケーション上の注意点について述べます. なお, 読者層を考慮して, 主にコンサルテーションする側の立場での記載になることをご留意ください.

> **症例**
> 　60代女性. 4年前に未破裂脳動脈瘤のクリッピング手術を受け, その後の経過観察目的に数カ月ごとに通院している. また, 潜在性甲状腺機能亢進症, 軽度の正球性貧血, 血小板減少症も指摘されているが, いずれも治療は受けていない. 4年前から後頸部の痛みと倦怠感が続いており, 当初は更年期障害と考えていたが, 2〜3カ月前から症状が増悪したため担当医に相談した. 脳および頸椎の画像検査では異常がなく, 他の疾患の精査目的に総合診療科に紹介された. 症状は朝方が最も強く, 夕になるにつれ改善する. その他の症状として, 上肢の筋力低下, 体重減少, 乾燥した食べ物の食べづらさも自覚している. 身体診察では軽度の甲状腺腫大, 多数の齲歯, 頸部筋および上肢近位筋の筋力低下を認めたが, 感覚障害, 反射異常, 歩行障害を含めそのほかには異常を認めなかった. 一般血液検査および尿検査では, 上述のように血算の異常は認めたが, 電解質, クレアチンキナーゼ, 甲状腺機能を含めそのほかに異常はなかった. 胸部X線写真も異常はなかった.

1 まず何を考えたか

　他の神経学的異常を伴わない頸部および両上肢近位の筋力低下を認めたため，第一に多発筋炎／皮膚筋炎などの筋炎や筋ジストロフィーを考えましたが，クレアチンキナーゼの上昇もないため，他の疾患に伴って二次的に筋力が低下している病態を考えました．ドライマウスを示唆する症状と多数の齲歯を認めたことからシェーグレン症候群が原疾患である可能性が頭に浮かびました．

2 何に困ったか，どう対応したか

　皮膚所見はなく，胸部CTで間質性肺炎を示唆する所見は認めず，抗ARS抗体も陰性であることから，多発筋炎/皮膚筋炎の可能性は低いと判断しました．一方，抗SS-A抗体，抗SS-B抗体は力価が低いものの陽性であり，シェーグレン症候群について評価を進めることにしました．シルマー試験は両側とも陽性でしたが，フルオレセイン蛍光染色では陽性所見を認めませんでした．唾液分泌量，唾液腺造影，唾液腺シンチグラフィーは施行しませんでしたが，口唇生検で診断基準に合致する所見を認め，シェーグレン症候群と診断しました．シェーグレン症候群でも筋力低下は起こりうることから，矛盾もないと考えました．

　しかしながら，自分自身はシェーグレン症候群に伴う筋障害の症例を経験したことがないことや，本症例のような筋力低下がシェーグレン症候群に典型的に起こるわけではないということから，シェーグレン症候群の筋障害として矛盾しないかどうかを確認してもらう目的で神経内科へ相談することとしました．

　神経内科の診察では下肢の近位筋にも筋力低下を認めることが追加で指摘されたものの，それ以外の所見は自身の診察とおおむね一致していました．シェーグレン症候群に伴う筋力低下も可能性はあるとのことでしたが，症状のピークは朝であるものの症状が日によって変動するということから重症筋無力症が第一の鑑別診断であるとの返答がありました．さらに，過去の診療録を見返してみると4年前には複視も認めていたこと，手術時の呼吸機能検査で著明な拘束性障害を認めていたことが判明しました．

3 診断は？ 対応は？

　神経内科で測定した抗アセチルコリン受容体抗体は陽性であり，反復刺激試験でも有意な漸減現象を認めたため，**全身型重症筋無力症**の診断に至りました．

> **経過：その後どうなったか**
> 　患者は入院して血漿交換療法を受け，免疫療法による長期治療もはじまりました．症状は徐々に改善し，日常生活に復帰することができました．

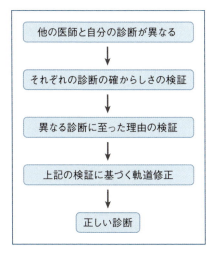

図1 ◆ 2人の医師の診断が異なった場合の思考の流れ

④ 本症例についての考察

　　シェーグレン症候群を合併した全身型重症筋無力症の症例でした．診療録を見返すと，重症筋無力症も当初は鑑別に入れていましたが，「朝に症状が最も強い」ということや反復運動による症状の悪化を示唆する病歴がなかったことから可能性は低いと思いこんでいました．また，筋障害を起こす可能性があるシェーグレン症候群が当初から想起されていたことが，重症筋無力症の診断を困難にしていました．シェーグレン症候群と重症筋無力症の合併は頻度が低いものの起こりうることであり[1]，矛盾もしません．本症例では，シェーグレン症候群に伴う筋障害を診たことがなかったという不安が別の医師から異なる診断を引き出すことにつながり，正しい診断に辿りつくカギになっていたと言えます．

◆「他の医師と自分の診断が異なった症例」への対応

　　ここでは，他の医師と自分の診断が異なった場合に，どのように「正しい診断」に迫るかを考えていきたいと思います．アプローチとしては，あげられた2つの疾患の診断の確からしさをまず検証し，次に，なぜ異なる診断があがったのかを解析する方法がよいでしょう（図1）．

1）あげられた疾患の確からしさの検証

　　図2のように疾患の頻度と個別の症例の表現型をもとに鑑別疾患を分類することで，検証の方法が明確になります．

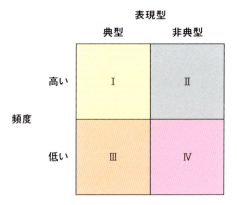

図2 ◆ 疾患頻度と表現型の典型度による分類と診断の確からしさを高めるための検証法

Ⅰ）診断は容易である．
Ⅱ）同様の症例がどの程度存在するのかについて，総説・原著論文を調べる．
Ⅲ）専門家に意見を聞くか，診断基準や総説論文をもとに照らし合わせる．
Ⅳ）超専門家に意見を聞くか，同様の症例報告をつぶさに調べる．

Ⅰ）頻度の高い疾患の典型例

このカテゴリーの診断は容易であり，診断に迷うことはないでしょう．

Ⅱ）頻度の高い疾患の非典型例

頻度から考えれば正しい診断である可能性が高いものの，疾患に典型でない症状があるか，あるいは典型的には存在するはずの症状がないために自信をもって診断確定しづらい状況です．同様の非典型さを呈する症例がどの程度存在するのかについて，総説や原著論文で調べて裏付けをとるとよいでしょう．

Ⅲ）頻度の低い疾患の典型例

症状や所見は典型であり，疾患が想起された時点で正しい診断である可能性が高いものの，医師の経験が乏しく自信がもてないために診断確定しづらい状況です．この場合は，専門家に意見を聞くか，診断基準や論文をもとに客観的に検証すればよいでしょう．

Ⅳ）頻度の低い疾患の非典型例

1例1例が症例報告になるような稀な例であり，診断基準を満たさない場合も多いことが原因となり診断確定しづらい状況です．過去に同様の報告がないか症例報告をつぶさに調べる，超専門家の意見を仰ぐなどして対応していくほかありません．

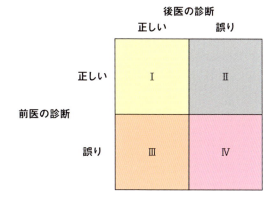

図3 ◆ 2人の医師の診断が異なった場合にありうる状況とその対策
Ⅰ) 2つの診断がそれぞれ客観的に矛盾せず，かつ合併することがありうるかを確認する．
Ⅱ) 前医から後医へ情報を正確に共有する，紹介の意図を明確に伝える．
Ⅲ) 後医から診断の根拠や思考過程を前医に伝え，前医も同じ診断に至るか確認する．
Ⅳ) 診断に不可欠な情報の収集をする．バイアスを減らすためさらに別の医師へ相談する．

2) 診断が異なった理由を考える

2人の医師の診断が異なる場合には，図3のように2人の診断の正誤で4通りに分類することができます．それぞれのパターンすべての可能性を考えることで状況を正しく認識し，次の方針を立てることができます．

Ⅰ) どちらの診断も正しい

患者さんが頻度の低い疾患を2つ以上合併している場合に起こりえます．特に，ある種の自己免疫疾患を有する患者さんは他の自己免疫疾患を合併する可能性が高くなるため，2人の医師がどちらも自己免疫疾患をあげているような場合にはこの状況を想定してもよいでしょう．2つの診断がそれぞれ客観的に矛盾せず，かつ合併することがありうるかを確認しましょう．

Ⅱ，Ⅲ) どちらかの診断が間違っている

最もよく起こるパターンです．時間経過に伴って追加情報が自然と加わること，焦点を当てるべき症状が明確になってくることなどから，まずは後医の意見が正しい可能性が高いと考えてみます．この場合は，後医から診断の根拠や思考過程を前医に伝え，前医も同様の診断に至るかどうか確認することで，後医の診断の正しさを検証します．

一方で，前医の診断が正しく，後医の診断が間違っている場合もあります．前医が想定した疾患の診断に必要と思われる検査を施行してほしくて紹介したにもかかわらず，後医がその意図を汲みとることができずに自身だけの判断で診断をつけてしまった場合に起こりやすいと思われます．これは，後医が得意とする領域ではない疾患について相談してしまうことや，前医からの情報共有が不十分であることが原因となります．この場合は，前医から後医へ再度連絡して意図を明確に伝えることで診断の不一致が解決し，正しい診断に至る可能性があります．

Ⅳ）どちらの診断も間違っている

　最も避けたい状況ですが，診断に必須である情報を収集できていないと考えられる状況（検査が必要だが何らかの理由で施行できない，など）では，このパターンである可能性を高く見積もる必要があります．この場合には，必要な情報を収集する術について，患者さんや家族と相談するしかないでしょう．

　一方，情報が十分であったとしても，どちらの医師も経験に乏しい，あるいは1つの情報が強い影響を与えている（特殊な検査の陽性報告，画像上の特異的な所見，など）ことによって，どちらの医師も情報の解釈を誤ってしまうと考えられる状況でも，このパターンである可能性が高いと考えます．この場合には，経験のある別の医師への相談が最も重要であり，カンファレンスでの症例提示を積極的に行うことで解決に至る可能性があります．

◆ 困ったときにどうするか，注意したいこと

　診断が異なるからといって，他の医師が対立する必要はなく，むしろ議論を深めることによって真実に迫るための協力関係を築くことが重要です．また，感情的対立を避けるため，そして問題解決のための新しい視点や客観的視点を取り入れるためには第3者の介入が望ましく，別の医師に意見を求める方がよいでしょう．ただし，カンファレンスのような多数の医師が一同に介する場では，上級医の意見が場を制してしまうリスクがあるので，カンファレンスで相談する前に個別の相談をくり返す方がよいと思われます．

> **ここがピットフォール　相談する際のバイアスに注意！**
>
> 　相談しやすい相手にだけ相談すると，無意識のうちに自分に同調する意見だけを抽出している可能性があります．また，心の準備ができていないままに否定意見を受けると，その意見に反論するための都合のよい理由を見つけて意見を受け入れない可能性があります．診断困難例では，相談する際にもこうしたバイアスがかかることに注意しましょう．

◆ 医療面接上のポイント

　他の医師の診断が正しいと思える場合には「私も○○医師の診断に同意します．正しい診断に辿り着くことができ安心しました」というように伝えるとよいでしょう．一方で，他の医師の診断が正しいか判断できない場合や間違っている可能性が高いと思える場合には，「○○医師の診断も可能性の1つですが，さらに複数の医師で議論が必要だと感じます．○○医師は△△という点を重要な点だと捉えているようであり，これは新しく得られた大事な視点だと思います．私が重要だと捉えている□□という点と合わせて，もう一度現在の状況を考え直してみようと思います．○○医師やほかの医師とも相談し，早く正しい診断に辿り着けるように努力します．受診していただいてありがとうございました」というように，別の医師の診察を受けて

くれたことに対する感謝と，**診断に関する意見の違いは「新たな視点」の獲得であるというポジティブな捉え方を伝える**と，患者や家族がこの後も診断がつかない状態とつき合うことへの支援につながるでしょう．

まとめ

他の医師と自分の診断が異なる場合，状況を分類して把握すること，さらに他の医師へ相談することで真の診断に至る可能性が高まります．また，患者，家族，自分，他の医師それぞれに陰性感情が起こりやすい状況でもありますが，「真の診断に迫る」という目的は同一であることを認識し，協力関係を築くことを忘れないようにしましょう．

◆ 文 献

1) Téllez-Zenteno JF, et al：Associated conditions in myasthenia gravis：response to thymectomy. Eur J Neurol, 11：767-773, 2004

Profile

原田侑典 Yukinori Harada
獨協医科大学病院 総合診療科
専門：総合診療，診断学
単純な暗記と経験のくり返しだけでは太刀打ちできない問題が山ほどあることを日々実感し，自分で問を立て，解決する策を講じる訓練こそが医師の生涯教育だと考えるようになりました．獨協総診ではそのような訓練を日々行える環境を用意しています．興味のある方はぜひ見学にいらしてください．

志水太郎 Taro Shimizu
獨協医科大学病院 総合診療科
専門：総合診療，診断戦略
原田先生のコメントにもありますが，目標を定めそこから逆算し，自分のやるべき訓練を毎日のToDoリストの上位にもってきて実行することが，毎日力を伸ばしていく最も重要な点です．どうやれば診断の力が伸びるか，その答えは獨協総診にあります．ぜひお待ちしていますね！

第 3 章

診断がつけられなかった症例
~そのときどう考えたか・
どう対応したか,
今どう考えるか

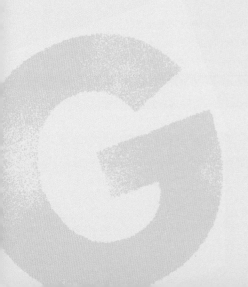

第3章 診断がつけられなかった症例 〜そのときどう考えたか・どう対応したか，今どう考えるか

1 1年間のペインクリニック受診で改善がなかった左上肢，背部痛の症例

清田雅智

Point
- ポリファーマシーの高齢者
- 神経学的に説明のつかない疼痛
- 心理社会的問題を解きほぐす

Keyword OCD spectrum disorder　身体化症状　洞察

症例

70代後半男性．

【主訴】 左頸，肩，腕，背中の痛み

【現病歴】 1年前の1月11日脚立を持って鏡開きをしたという．2日後から頸左屈曲，伸展時に激しい痛みが起こった．それで近医を受診したが改善せず，大病院の整形外科を受診し，整形的な問題ではないとのことで8日後ペインクリニックに紹介となり入院．左頸部から肩，腕のC4-6の領域に激痛があり，3日間眠れていなかった．座位，仰臥位，安静時にも痛みが持続してVAS 100 mmであった．左頸部，肩甲骨上部，肩，上腕，肘，手まで痛みがあった．星状神経節ブロック4回，左腕神経叢ブロック（透視下）1回，左C4，C5神経根ブロックを1回行った．頸椎ソフトカラーも使用．そこで痛みは軽快したためいったん2月2日退院した．その後1年間ペインクリニック外来で処方していたが，改善に乏しく，初診の1年2カ月後に当科を紹介受診した．前医では頸肩腕症候群と説明されていたという．

【既往歴】 前立腺肥大症，胃潰瘍

【職業歴】 公務員，喫煙歴：なし，機会飲酒，もともと社交的であった

【処方歴】 （消化器内科）プラバスタチンナトリウム，ゾルピデム酒石酸塩，モサプリドクエン酸塩水和物，フェブキソスタット，ファモチジン，ケトプロフェン

（泌尿器科）シロドシン，デュタステリド，牛車腎気丸

（ペインクリニック）プレガバリン，イルソグラジンマレイン酸塩，クロナゼパム，チザニジン塩酸塩，柴胡加竜骨牡蠣湯，抑肝散，バクロフェン，牛車腎気丸，ワクシニアウイルス接種家兎炎症皮膚抽出液，セレコキシブ

【身体所見】
全身状態：顔が引きつっていてうっすらと緊張のため汗をかいている
若干焦燥感を感じる
血圧151/74 mmHg，脈拍85回/分，呼吸数18回/分，体温36.6℃，SpO$_2$ 98％（室内気）
頭頸部：腫瘤やリンパ節腫脹なし
胸部：聴診上心肺に異常はない
腹部：平坦軟，異常なし
神経：MMTに異常は認めない，触覚の異常はなし，腱反射の亢進や左右差はなし．
筋肉：図1Aの部分で痛みを感じる．頸を動かすと悪化するという．よく聞くと図1B〜Dの部分の指をさす領域が最も強い痛みを感じるところだという．
また，座ると尾骨からビリビリすることがあるという．ご飯を食べるときや座るときに悪化．それ以外は大丈夫．

【検査所見】CBC，一般生化学検査，CRP，HbA1cを測定したがすべて正常．
頸部単純X線検査の画像を図2に示す．

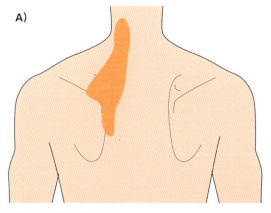

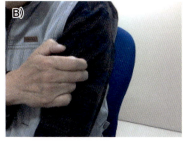 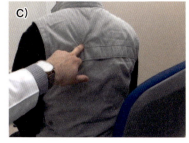 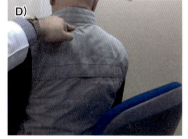

図1 ◆ 特に症状の訴えが強い場所
痛みの範囲はデルマトームに一致していないが，首を動かすと痛みが強くなるという．

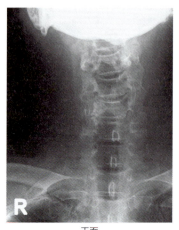 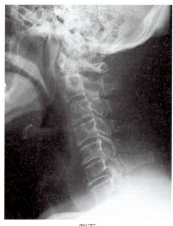 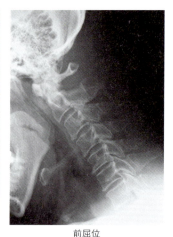

正面　　　　　　　　　　　側面　　　　　　　　　　　前屈位

図2 ◆ 頸椎単純X線写真

1 まず何を考えたか

- 頸椎症 → しかし画像からは否定的
- 小径線維ニューロパチー（small fiber neuropathy）→ 分布が片側性過ぎる
- 上腕静脈血栓症？ → 腫脹や皮膚の所見が乏しい
- うつ病 → しかし，興味の減退や気分の落ち込みはあまり感じられない
- 身体化症状 → そうかもしれないが，はたして治療法は？
- ポリファーマシー → 明らかに重複した薬もあり19種類を内服している

2 何に困ったか，どう対応したか

　前医の添書と頸椎MRIレポート（椎間板ヘルニア：C3/4, 4/5, 5/6で突出した髄核による脊柱管狭窄症がみられる）を見直してみましたが，頸椎症にしては，神経分布が合わない．脱力もなく運動機能はあるように見えますが，感覚だけが特異的に障害を受けるというのが奇異に感じました．頸肩腕症候群という病名になっていて，腕神経叢の障害という説明を受けているようですが，個人的にはその病態が理解できませんでした．しかし，患者本人はその疾患をどう治すとよいかという観点で症状を捉えていますが，筆者にはそのようには思えませんでした．長期の罹病期間から前医との関係性を崩してしまう可能性もあり，露骨に違うと言うことは憚られる状況に思えました．うつ病という感じはしませんが，身体症状に対するこだわりが強い印象があり，焦燥感がありました．

❸ 診断は？ 対応は？

　まずは，ポリファーマシーが気になったのでいずれにしても薬は減らそうと思いました．

　うつ病のような気分障害ではなく，不安障害を背景にしているのではないかと推察し，強迫性障害（obsessive-compulsive disorder：OCD，DSM-5より不安障害のカテゴリーから強迫とその関連疾患という分類に変更されています：後述）を疑って，まずは病歴を再度取り直しました．

　発症時期にヒントを求めて，確認をしてみたところ，社会歴は，職業はリタイアして隠居同然の生活で，金銭的な問題もなく，家族は妻と二人暮らしで，子どもは成人して遠方に住んでいることがわかりました．寂しさは感じておらず，将来に対して特に不安も抱いていない状況で，人寂しさを補うためにペットを飼うこともありません．友人は比較的いて，うつ症状を発症するような対人関係性には問題がないことがわかりました．その友人の話をしたときに，盆栽が趣味であることがわかりました．

　趣味という盆栽に関連がないか深く病歴を聞くこととしました．その盆栽はもともと60鉢くらい自宅で育てていて，友人などを自宅に招いて鑑賞会などをしていたという話でした．しかし，年齢を重ねるごとに，その世話は大変になったため，ほとんどの盆栽は知人に譲渡し，自分が気に入っていた特定のものだけを残していて維持していたということでした．特に，松については1m程度もある大きな物を育てており，学校の卒業式などで雛壇に飾る松として貸し出すほどの玄人はだしの趣味であることがわかりました．**趣味がかなり職人的であることが，背景に強迫的な性格的要素があるのではないかということに気づくヒントとなりました**．その話をしだすと，本人の症状を忘れるかのごとく熱く語り出すことから，盆栽がこの患者さんにとっての人生を物語っていることに気づきました．

　ここにポイントがあると考えて，OCDの説明をocd-net.jpのサイト[1]を開いて説明しました．この身体症状は趣味の盆栽が維持できなくなるという不安や，できなくなっている現実に対して，なんとかできないかという期待が削がれていることが，身体化症状につながっているのではないかと考えました．そこで，SSRIを使うことを提案しました．しかしながら，ほかの薬があまりに多く相互作用も想像ができないレベルのポリファーマシーであることから，処方を加えるのは躊躇することを伝えました．一方で，患者は薬に関して懐疑的な印象をもっていることも語ったので，思いきってすべての薬剤を中止することを提案しました．そして，当方の仮説にもとづいて治療をチャレンジしてみませんかと提案しました．

　これまでの関係性からも，前医の診断を否定するのは気になりますので，確定診断は保留しますが，少なくとも頸椎症や腕神経叢の障害で起こる神経障害ではないであろうことを説明して，SSRI（フルボキサミンマレイン酸塩1回1錠1日2回）を導入し，すぐには薬剤の効果が出ないことや，10％くらいの人には悪心が出ることがありますが，慣れてきて消失するので，中止せずに飲み続けることをお願いして，2週後の予約をしました．

経過:その後どうなったか

　すると2日後に,「薬を変更したら動悸がすごくなり,今回の薬の副作用ではないか」という問い合わせの電話があった(余談だが,現代はインターネットで調べると薬の副作用情報は調べようと思えばわかるので,個人的には薬剤の副作用情報を薬袋から消すようなことはしていない.逆に何かを隠そうとしているのではと思われて,こういった患者からの信頼を失うことの方が多いと感じている).副作用を心配する患者に対しては電話での問い合わせは,基本的に直接話すことにしているので,今回は副作用ではないことを説明してもともとの再来受診を指示した.

　ところが7日後に便が出なくなったので便秘薬をほしいと予約外の午後に受診した.このときには呼吸数32回/分の過呼吸になっており,手足のしびれがあったがパニック様の発作であることがわかった.直腸診の診察にて便の貯留は明らかではないことを確認して,少し安心された.この発作が起こる場合のために,クロチアゼパムを5回分程度処方し,本人が気になっていたフルボキサミンマレイン酸塩はいったん中止した.

　もともとの2週後の再来時に食欲がなく5kg痩せていることを気にされていて,発汗やむかつきがあることを言っていた.OCDの説明を再度行い,今度はパロキセチン塩酸塩水和物12.5mgを処方した.今度は飲めるとのことで1週,3週,1カ月ごとにフォローを行い,2カ月後にはほぼ症状がなくなったといって薬剤を減量し5カ月目には中止してフォローをしたが,最終確認の8カ月後には完全に良くなっていた.

④ 本症例に対する考察

　厳密な診断基準に照らし合わせると,おそらく精神科医はこの症例をOCDと呼ぶことには抵抗感があるでしょう.症状が軽い人から重い人までさまざまですが,強迫観念(侵入的に不適切な考えが想起されるとなかなか抜け出せない)とその回避行動という捉え方でみると,当てはまる要素はあり,個人的にはOCDはスペクトラムとして捉えるとよいかと思います(後述).

　この症例で,思いきって薬剤をすべて中断したことで起こったパニック様の発作は,薬剤の離脱症状をみていた可能性があります.ベンゾジアゼピンの長期処方の中断時にも似たような症状があります[2]が,これだけ多いと何が本当の問題かはわかりません.初診で1時間程度の時間を割いて根気よく話したことが,信頼関係を築くのに役立ったと考えています.また,当初の予約外受診や電話対応はしばしば起こることを承知のうえで行っていました.

　ローレンス・ティアニー先生のパールに,"These patients have insight to their behavior : if they don't, a psychotic disorder is more likely."「これらの患者は彼ら自身の行動に洞察を有している.もし洞察がなかったら,精神疾患の可能性が高い.」という強迫性障害のことを語ったものがあります[3].この患者は,身体症状を強く訴えており,検査異常では病状をうまく説明できず,明らかに精神科領域の問題だと感じた読者も多いでしょう.しかしよく考えると,ドクターショッピングになりかねない状況にもかかわらず,我慢強く同じ病院に通い続けていたり,当方の説明に対してもある程度の礼節を保った対応をしているように,後から振り

返ると見えてこないでしょうか.この患者にはinsight（洞察）があったので,本人にもこの問題は性格的な問題であり,精神病ではないと最初から説明をしていました.精神病として精神科に投げて診療を任せてしまうのはどうだろうかと考えています.というのは,**身体的な症状が器質的な疾患に由来しないと明確に説明するのが精神科医には難しい**からです.

◆ OCD spectrum disorderについて

OCDは不安障害のカテゴリーで分類されていましたが,2012年のDSM-5より「強迫と関連疾患：obsessive-compulsive and related disorders」という独立した概念で捉えられるようになりました.OCDの患者では不安や恐怖以外の嫌な感情を抱える人も少なくないとされ,このような患者さんには,不安という説明では響かないためです.また,他の神経疾患や精神疾患との並存もしばしばみられるとのことから,**OCD spectrum disorder**という概念も提唱されています[4].

OCDは,症状が深刻なほど病識が乏しい傾向があり,必ずしも病院に受診せず,受診しても病状を話さないために診断がされない可能性もあります[5].また診断基準は満たさないものの強迫症状を経験した人は4人に1人はいるとされるため,かなりの人が実は苦悩している可能性があります[5].日常生活での確認行為などについては,こちらから聞かなければまず話すことはないでしょう.OCD研究会が作成しているocd-net.jpが有用なサイトであり[1],このなかで紹介されているOCDの症状や強迫行為などの質問をしていくことでこの存在の可能性を知ることができます.強迫行為が日常生活に支障をきたすような症例はOCDとして精神科医がケアすることがありますが,多くは精神科的な疾患という捉え方をせず,性格的な傾向として捉えるのが一般医にとっては重要だと思われます.特に社会的地位が高い人にもしばしばみられることから,あまり精神科的な疾患として説明しないほうがよいでしょう.症状の出現の構図を患者さん自身が理解を示すと,強迫観念が薄まり症状の軽減がはかれることがあるため,前述のサイトにある認知行動療法についての解説部分を使った説明が有用です.

● まとめ

こだわり過ぎてしまう病状の観点から,また本人のたっての希望もあり盆栽（図3）を譲り受けることにしました.この人が人生をかけていたことを物語っていないでしょうか.病歴からはこれほど立派な松だったことは想像できませんでしたが,きっとそのようなものがあるに違いないということへの想像力がこの症例を成功に導いたと思っています.また,松は生き物であり,深い愛情を注いだ物としては子どもに近い,もしくは人よりも長く生きる可能性がある生物として見るとこの患者さんの情念を感じましたので,読者にも感じとっていただければ幸いです.

この症例から,身体症状から疾病（disease）を探り当てるとともに,**心理的（psychologic），社会的（sociologic）な問題も含めた病気（illness）をケアすることの重要性**に気づいていただ

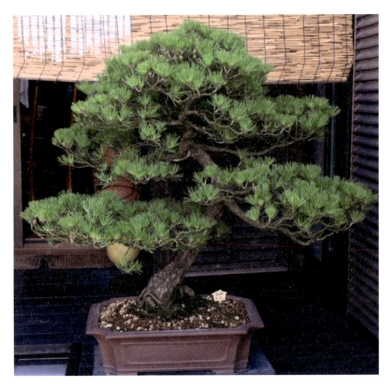

図3 ◆ 診断の契機になった松

ければ望外の喜びです[6].

◆ 文 献

1) OCD研究会のサイト：小さなことが気になるあなたへ　http://ocd-net.jp
2) Soyka M：Treatment of benzodiazepine dependence. N Engl J Med, 376：1147-1157, 2017
3) 144. Obasessive-compulsive disorder 強迫性障害：「ティアニー先生のベスト・パール2」（Lawrence M.Tierney, 松村正巳／著）, p164, 医学書院, 2012
4) Murphy DL, et al：Obasessive-compulsive disorder and its related disorders: a reappraisal of obsessive-compulsive spectrum concepts. Dialogues Clin Neurosci, 12：131-148, 2010
5) 文 鐘玉：OCD（強迫症）の診断に際して留意すべきことは何か？「総合内科999の謎（清田雅智，八重樫牧人／編），p564, メディカルサイエンスインターナショナル, 2015
6) 日野原重明：未来の医学のなかの内科学の位置付け．日本内科学会誌, 103：2222-2227, 2014

Profile

清田雅智　Masatomo Kiyota

飯塚病院 総合診療科
1995年長崎大学卒業．以後，飯塚病院の初期研修医より一貫して飯塚病院に従事して，現在，総合診療科 診療部長．61人が所属する日本で最大規模の総合診療科のNo.3のポジションにいます．

第3章 診断がつけられなかった症例 ～そのときどう考えたか・どう対応したか, 今どう考えるか

2 原因不明の呼吸困難の症例

金城紀与史

Point
- 呼吸困難の鑑別は ① 心疾患, ② 肺疾患, ③ その他に分けて考える
- 呼吸困難の原因として神経筋疾患を考えるヒントとして, 四肢の筋力低下のほか嚥下・構語障害がある
- 自らの診断能力の向上のために診断困難例を頑張って診続けたいが, 独りよがりにならないようピアレビューやセカンドオピニオンを活用したい

Keyword 労作性呼吸困難　嚥下障害

症例

80代の男性が呼吸困難を主訴に受診しました.

2年前から階段や坂道がきつく感じるようになりました. それでも車の運転, 買い物もできていました. 胸痛や動悸, 咳・痰・体重減少はなし. 受診10日前から臥位になると咳き込み, 短距離の歩行でも呼吸が苦しいため来院しました. 黄色痰が少量出ますが発熱はありません.

既往に舌癌（40年前に手術）, 胸部大動脈瘤（20年前に大動脈置換術）, 肺癌（17年前に左上葉切除）, 高コレステロール血症（スタチン内服中）があり, ADLは自立しています. 喫煙歴・飲酒もなく, 家族7名暮らし. ペットはいません. 結核既往や暴露もありません.

【身体所見】血圧150/70 mmHg, 脈拍116回/分, 呼吸数37回/分, 体温36.3℃, SpO_2 88％（室内気）, 意識清明だが呼吸数早く, 話をするとさらに息切れします.

眼瞼結膜に貧血なし, 頸静脈怒張なし, 大動脈弁領域に駆出性雑音を聴取し頸部に放散する. 頸動脈遅脈なし, 肺音清, 両下肢に圧痕性浮腫を軽度認めます.

【検査所見】

胸部X線：左上葉切除後, 大動脈術後のほかは心肥大なく肺炎・胸水・肺腫瘤はありません.

喀痰グラム染色：多数の白血球と少数のグラム陽性双球菌を認めるが貪食像はありません.

血液検査：白血球, ヘモグロビン正常, CRP 1.5 mg/dL, BNP 21 pg/mL, CPK, 甲状腺機能正常.

動脈血液ガス：pH 7.38, PCO_2 56 mmHg, PO_2 43 mmHg, HCO_3^- 33 mEq/L.

心電図：洞性頻脈, 異常Q波, ST変化なし.

表 ◆ 慢性呼吸困難の主な鑑別診断

心疾患	心不全：虚血性心疾患，高血圧性心疾患，弁膜症など
肺疾患	閉塞性肺疾患：COPDなど 拘束性肺疾患：間質性肺炎など 肺高血圧症：原発性肺動脈高血圧，慢性肺血栓塞栓症など
その他	貧血 神経筋疾患 deconditioning 胸膜・胸郭・横隔膜の問題：胸水・大量腹水，横隔神経麻痺など 精神科疾患：パニック障害など

❶ まず何を考えたか

　高齢者で心血管リスクがあり，肺癌の既往もある．2年前からの慢性の労作性呼吸困難があり10日前から急性に増悪しています．

　呼吸困難の鑑別は大きく① 心臓，② 肺，③ その他（貧血など）に分けて考えます（表）．高齢者では複合的要因で呼吸困難が生じることがあります．例えばCOPDの既往がある患者が急性に増悪した症状を訴える場合，COPD急性増悪のほか，肺炎や，喫煙歴を背景とした肺癌や虚血性心疾患も考えなければなりません．

　本症例では，肺炎・気管支炎を契機に心不全が増悪したと考えて同日入院し，抗菌薬治療を開始しました．

> **ここがポイント**
>
> 呼吸困難の鑑別診断は，大きく3つのカテゴリーに分けて考える．
> ① 心疾患，② 肺疾患，③ その他
> 高齢者では複数の疾患が呼吸困難の原因となっていることが少なくない．

❷ 何に困ったか，どう対応したか

　心エコーでは軽度大動脈弁狭窄があるものの左心機能は正常で，右心負荷所見なし．BNPも正常であり，心不全は否定的と考えました．喀痰・血液培養は陰性で入院後熱もなく，抗菌薬は5日間で中止しました．食欲は良好で全身状態も悪くないが酸素飽和度は低値が続き，酸素投与を終了できません．胸部造影CTを施行しましたが低酸素の原因は不明でした．その後酸素飽和度は93％程度になったため退院しました．

　1カ月後外来で，「家のトイレに行くだけで息苦しい．夜は横になって寝ることができずソファで寝ている．」と訴えます．「2年前の胃癌検診でバリウムが肺に入った．1年前から食事中にむせ，食事に30分以上かかるようになった．」という追加情報を得ました．嚥下時痛，声の変化，複視はなく，症状の日内変動もありません．神経筋疾患の家族歴もありません．

身体所見では脳神経麻痺なし，眼瞼下垂なし，舌・上肢の線維攣縮なし，首前屈筋力は弱いが上肢下肢の筋力は正常，パーキンソニズムなし，Gowers兆候陰性，感覚・腱反射は正常，失調なしでした．

 ここがピットフォール

神経筋疾患を示唆する症状は微妙なことも多く，見逃してしまいがち．疲れやすい，集中力が低下するという主訴のなかに神経筋疾患が紛れていることもあります．声の変化，むせこみ，食事に時間がかかる，歩くスピードやベッドから起き上がるのが遅くなる，などを聞くとよいでしょう．

2年前からの嚥下障害が判明し，CO_2貯留がある（II型呼吸不全）ことから，労作性呼吸困難も神経筋疾患が原因ではないかと考えました．

耳鼻科にコンサルトしたところ，喉頭蓋反射が弱く，咽頭から喉頭に液体が貯留，飲水でむせこみがみられ，嚥下障害を確認しました．

呼吸機能検査は拘束性障害（肺活量が予測値の44％と低下）を示し，左上葉切除だけでは説明できない低下と考えました．

神経内科にコンサルトしましたが，明らかな神経筋疾患はなし，との回答でした．アセチルコリン受容体抗体（重症筋無力症）は陰性でした．

❸ 診断は？ 対応は？

本人と家族に，診断がついていないが呼吸がうまくできない状態であり，今後誤嚥や肺炎を契機に呼吸不全や死亡のリスクが高いことを説明しました．何らかの神経筋疾患を考えているが明確な診断がついていないこと，たとえ診断がついたとしても治療する手立てがないかもしれないことを伝え，診断についてはセカンドオピニオンを勧めました．そして人工呼吸器や心肺蘇生処置について考えたことがあるか尋ねたところ，「以前から子どもたちと話をしており，人工呼吸器は希望しない．そろそろ自分からも延命処置について切り出そうかと思っていた．今回先生が言い出してくれたので，自分の気持ちが伝えられてよかった．セカンドオピニオンについては家族と相談したい．」との返答でした．

経過：その後どうなったか

6分間歩行試験で，労作性低酸素血症があり，在宅酸素を導入しました．診断はついていませんが，状態は安定しており外来で注意深く経過観察しています．

④ 本症例についての考察

　呼吸困難で最も多い原因疾患は，心不全などの心疾患，COPD・間質性肺炎などの肺疾患，貧血です．病歴，身体所見，心電図，呼吸機能検査，血液検査，胸部X線やCTでこれらの鑑別がたいていの場合可能です．本症例では最初に一般的な疾患を除外すべく，諸検査が行われました．肺癌の既往や心血管リスクがありましたが，心臓・肺自体の問題ではなく，Ⅱ型呼吸不全と拘束性障害をきたす神経筋疾患を強く示唆する嚥下障害の病歴が後から判明しました．
　ALS（筋萎縮性側索硬化症）や重症筋無力症は四肢の筋力低下が目立たず球麻痺症状が強いことがあり，神経内科にコンサルトしましたが確定診断に至りませんでした．

◆「診断困難の場合」への対応

　診断がすみやかにつけられないときに，筆者は以下のことを行うようにしています．多くはティアニー先生から習いました．

① まず，それまでの経過をカルテレビューします．
② 病歴，身体所見，検査結果にもとづいてプロブレム・リストを作成します．
③ リストから網羅的診断アプローチにより鑑別診断をあげます．
④ 鑑別のなかで最も該当しそうな診断，および見逃してはいけない診断を中心に検討します．
⑤ 上記診断を念頭にもう一度病歴を再聴取したり診察所見を取り直すことが非常に有効です．
⑥ また，前医での診断や検査情報がある場合には，前医での病歴情報・画像や病理検査を取り寄せてレビューするのも有用です．
⑦ 画像や病理検査結果について，放射線科医，病理医と臨床情報をもとに鑑別が広げられるかどうか，議論します．
⑧ これにより確定診断にかなり近い状態となれば，診断に最も効率的な検査を感度・特異度・侵襲度・コストを考慮しながら計画します．
⑨ 検査の選択についてですが，例えば不明熱の場合，尿検査で最初はなかった血尿や変形赤血球が出現して血管炎のヒントとなることがあります．ガリウムシンチグラフィやPETスキャンのように特異度の低い検査よりも単純な検査をくり返すことの方が診断に貢献することがしばしばあります．
⑩ 外堀を埋めることも重要です．診断に直結しなくても，除外診断をしておくことが重要です．不明熱の例をとれば，しっかり血液培養を採取する，結核を除外する，薬剤熱を除外するために処方薬歴を整理すること，などです．
⑪ 同僚にプレゼンテーションすることも有用です．プレゼンテーション自体が自らの頭の整理になることと，第三者の視点が得られるメリットがあります．しばしば主治医は近視眼的になっていることも多く「灯台下暗し」，同僚の冷静な視点が役立ちます．

⑫ 診断がつかない状態で安易に治療に走らないことも重要です．もちろん全身状態が悪い，バイタルサインが異常であるような場合には治療を先行しなければならない状況もあるでしょう．しかし培養検査を取らずに抗菌薬治療をはじめる，診断がはっきりしない状態でステロイド治療を開始する，などのようなことは，極力避けるようにしたいものです．

◆ 困ったときにどうするか，注意したいこと

診断困難症例の場合，診断を自力で追求することは学びになります．あまりに早く他医へ任せてしまうと，診断スキル向上が伸び悩みしてしまうかもしれません．ただし，己の限界にも注意します．医者の自尊のために手放さないことはよくないので，同僚に相談するなどで独りよがりにならないよう気をつける，専科の医師にコンサルトするにしても一緒に診察してもらう，鑑別診断を議論するときにポイントを教えてもらうなどするとよいでしょう．そうする過程で彼らの思考過程を学ぶこともできます．

◆ 医療面接上のポイント

診断困難は医師だけでなく患者本人にとっても不安なものです．不確実性にどの程度寛容になれるか，患者や家族でもさまざまであると思います．筆者が行っていることを以下に紹介しますが，正解は1つではないと思いますので本書のさまざまな助言を参考にしてください．

- まず，診断が簡単につかない状況であること，現時点で一番近い診断名や，考えている診断カテゴリー（感染症，悪性腫瘍，膠原病など）をお話しします．筆者自身の思考過程を「Xを考えたがYが合致しない，そのほかにZの可能性も検討している．」などのようにそのままお話することも多いです．
- 次に診断に至るには時間経過が必要であること，時間経過によって現時点で揃っていない症状が出現するなどにより診断がつくことがあること，診断に至るため検査が多くなりがちであることをお話しします．外来でフォローする場合には，こまめにフォローすることでしっかり診るという姿勢を示します．また，どのような状態になったら早めに受診してほしいことも伝えます（例えば食事がとれない，歩けない，意識がおかしいなど）．
- 誠意をもってお話しします．この時点である程度患者の信頼がどの程度得られているか，雰囲気から感じとることができます．
- また，セカンドオピニオンという選択肢を早い段階にお話しすることもあります．診断困難症例が前医の情報なしに他院を渡り歩くことは患者にも医療者側にも，検査を重複して行うなど負担が大きくなります．
- 患者・家族が心配していること，期待していることも聞くとよいでしょう．心配している診断名を言ってもらい，現時点で「らしい」のか，「らしくない」のかを伝えます．

- 医師は「診断を確定させる」→「原因にもとづいた治療を行う」という思考過程になりがちですが，患者によっては診断はともかく「困っている症状を緩和してほしい」場合もあります．対症療法であっても，応えられる場合には希望に沿うようにします．

まとめ

労作性呼吸困難の症例を通して，診断へのアプローチ，そして診断がつかないときの筆者の対応をご紹介しました．

◆ 文 献

1）「ジェネラリストのための内科外来マニュアル 第2版」（金城光代, 他／編），第16章「呼吸困難」，Physician's Memo「診断がなかなかつかない時」，医学書院，2017
2）Peters SP：When the Chief Complaint Is (or Should Be) Dyspnea in Adults. J Allergy Clin Immunol, 1：129-136, 2013
3）Manning HL & Schwartzstein RM：Pathophysiology of Dyspnea. New Engl J Med, 333：1547-1553, 1995

Profile

金城紀与史 Kiyoshi Kinjo
沖縄県立中部病院 内科
専門：総合内科
研修医の先生や医学生と一緒に内科外来で診療していますが，診断困難は日常茶飯事です．「帰宅可能か否か」の判断に加えて，どこまで検査するか，次回まで経過観察できるか，一緒に悩みながら外来のペースを感じとってもらっています．

第3章 診断がつけられなかった症例 ～そのときどう考えたか・どう対応したか，今どう考えるか

3 ステロイド内服中の長期入院患者に認められた発熱の症例

上山伸也

Point
- 入院患者の発熱では"5大感染症"は重要だが，20％は5大感染症ではないことも重要である
- 診断がつかないときは，患者背景を理解し，臨床経過，身体所見に立ち返り，プロブレムリストを見直そう．そのうえで鑑別疾患を網羅的にあげることが重要である

Keyword 5大感染症　細胞性免疫不全と感染症

症例

90代後半男性．
【主訴】発熱
【現病歴】8週前に糞便性イレウスのために当院へ入院した．摘便によりイレウスは解除されたが，著明な水様性下痢，脱水をきたしたため，補液で対応した．対症療法のみで病状は安定した．長期入院のためにADLが低下したため，4週前にリハビリ継続目的に，B病院へ転院した．B病院転院後，リハビリを継続し，自宅退院を予定していたが，1週前から発熱．アンピシリン・スルバクタム投与が開始された．4日前からは食欲低下もみられたため，家族希望もあり，当院へ転院した．
【既往歴】特発性血小板減少性紫斑病（3年前よりプレドニゾロン10 mg/日内服中）
【内服薬】フロセミド，スピロノラクトン，アセタゾラミド，ボノプラザン，ビソプロロール，ワーファリン，プレドニゾロン
【身体所見】
意識レベル：JCS Ⅱ-10（呼びかけで開眼），体温38.5℃，血圧86/50 mmHg，脈拍100回/分・整，呼吸数18回/分，SpO₂ 98％（ネーザルカニューラ1L），眼球結膜充血なし，眼瞼結膜貧血なし．項部硬直あり．頸部・腋窩・鼠径リンパ節腫脹なし，甲状腺腫大なし．呼吸音，心音異常なし．腹部は平坦，軟で圧痛を認めない．肝脾腫なし．CVA叩打痛なし，脊柱叩打痛なし．四肢を中心に紫斑が散在している．
【検査所見】表1に示す．

表1 ◆ 検査所見

血算	
RBC	387×10⁴/μL
Hb	12.3 g/dL
WBC	11,000/μL（好中球91.0％，リンパ球6.0％，単球3.0％）
Plt	3.8×10⁴/μL

生化学	
T-Bil	2.2 mg/dL
D-Bil	0.9 mg/dL
AST	41 IU/L
ALT	88 IU/L
LD	420 IU/L
ALP	444 IU/L
γ-GTP	206 IU/L
CK	597 IU/L
Cr	0.60 mg/dL
Na	133 mEq/L
K	3.0 mEq/L
Cl	98 mEq/L
CRP	25.31 mg/dL
βDグルカン	19.3 pg/mL
アスペルギルス抗原	≧5.0

尿一般定性	
蛋白	1＋
潜血	1＋
白血球	（−）

尿沈渣	
RBC	5〜9/HPF
WBC	1〜4/HPF

血液培養	
提出済	

尿グラム染色	
塗抹陰性	

1 まず何を考えたか

入院中の高齢男性の急性発熱疾患の鑑別について考えます．入院中の患者の発熱の疫学については興味深いデータがあり，**肺炎，創部感染症，消化器感染症**（clostridioides difficile infection：CDIなど），**尿路感染症，カテーテル関連血流感染症**（catheter-related blood stream infection：**CRBSI**）で83.5％以上を占めており，これらの5疾患を疑うのが基本です（表2）．

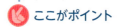 ここがポイント

入院患者の発熱は肺炎，創部感染症，CDI，尿路感染症，CRBSIから考える．

表2 ◆ 米国における院内感染症の報告数

感染症	報告数	割合（％，95％CI）
肺炎	110	24.3（20.6-28.5）
創部感染症	110	24.3（20.6-28.5）
消化器感染症	86	19.0（15.6-22.8）
尿路感染症	65	14.4（11.4-17.9）
CRBSI	50	11.1（8.4-14.2）
目，耳，鼻，咽頭，口腔内感染症	28	6.2（4.2-8.7）
皮膚軟組織感染症	16	3.5（2.1-5.6）
感染性心内膜炎	6	1.3（0.5-2.7）
骨・関節感染症	5	1.1（0.4-2.4）
中枢神経感染症	4	0.9（0.3-2.1）

（文献1より引用）

本症例は，ネーザルカニューラで1Lではありますが，酸素需要があること，高齢であることを考えると肺炎の可能性は十分に考えられました．診察時に腹痛や下痢症状もなく，CDIは否定的であり，アンピシリン・スルバクタム投与後の尿グラム染色ではありましたが，菌を認めなかったことから，尿路感染症の可能性も高くはないと考えました．また前医では末梢静脈カテーテルの留置もなかったため，CRBSIの可能性はないと考えました．

また血液検査では肝胆道系酵素の上昇を認めたため，胆管炎の可能性が考えられました．

以上より暫定的に肺炎，化膿性胆管炎の可能性を考えました．アンピシリン・スルバクタムが無効の経過であったことから（当時の当院のアンチバイオグラムでは，E. coliに対するアンピシリン・スルバクタムの感受性は70％未満），腸内細菌のカバーを強化するために，セフトリアキソンへ変更しました．

アスペルギルス抗原が強陽性でしたが，胸部CTで侵襲性肺アスペルギルス症を疑う陰影を認めなかったため，偽陽性の可能性が高いと考えました．また長期にわたってステロイドが投与されている患者でしたが，肺アスペルギルス症があったとしても急速に進行する可能性は低いと考え，治療介入は行いませんでした．

また項部硬直を認めましたが，高齢男性であること，1週前からの発熱の原因が髄膜炎であれば，致死的な経過になっていると考え，この時点では髄膜炎を強く疑いませんでした．

❷ 何に困ったか，どう対応したか

前医で各種培養が提出されないままで抗菌薬治療が開始されたため，微生物診断が困難でした．結局血液培養，尿培養は陰性であり，喀痰は良質な喀痰が採取できず，微生物診断ができないまま，治療を継続せざるをえませんでした．

❸ 診断は？ 対応は？

セフトリアキソンの加療を続けましたが，解熱が得られませんでした．しかし入院時に上昇していた炎症反応や肝胆道系酵素などはしだいに低下し，第7病日にはCRP 6.42 mg/dL，AST/ALT 14/26 IU/Lまで低下しました．発熱が続くため，膿瘍検索のため腹部エコーを実施しましたが，肝膿瘍や腎膿瘍などの所見は認めませんでした．第8病日に診察したところ，末梢静脈カテーテル刺入部の発赤と硬結を認めたため，末梢静脈カテーテル関連血流感染症を疑い，血液培養を再提出しました．

経過：その後どうなったか

第9病日に血液培養2セットでグラム陽性桿菌が検出された（図）．末梢静脈カテーテル関連血流感染症を疑っていたため，*Corynebacterium*属を疑い，バンコマイシンの追加を行った．しかし，第10病日に*Listeria monocytegenes*と判明した．血液培養から*L. monocytegenes*が検出されたこと，意識障害があったことと併せて，細菌性髄膜炎を強く疑った．血小板が低値であったことと，髄液検査の結果によって治療方針が変わることはないと考え，髄液検査は行わなかった．標準治療としては，アンピシリンとゲンタマイシンの併用が推奨されているが，腎機能障害（クレアチニンクリアランス30 mL/分）があったため，アンピシリン単剤での治療とした．アンピシリン開始後はすみやかに解熱した．細胞性免疫不全患者の髄膜炎と考えて，アンピシリンは8週間投与したが，意識レベルの改善は認められなかった．治療終了後は自宅退院となった．

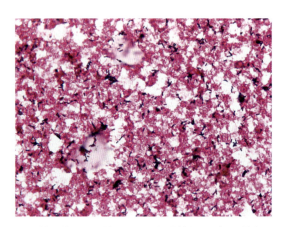

図◆第9病日に陽性となった血液培養のグラム染色

④ 本症例に対する考察

血液培養で*L. monocytegenes*を検出したことから，患者に意識障害があることに気がつきました．入院当初は単にADLが悪いため，意識応答が悪いだけだという思い込みがありました．また入院時に項部硬直に気がついてはいましたが，高齢であるために特異度が低いと思い込んでいました．また髄膜炎であれば，1週間続く発熱の原因としては適当ではなく，また入院患者に細菌性髄膜炎が生じるはずがないという思い込みも，失敗につながったと思われます．また院内5大感染症に引っ張られ過ぎてしまった感もありました．表2を見返すと，中枢神経感染症は頻度は低いものの0.9％で存在する疾患です．病歴，身体所見から考えられる鑑別疾患を系統的に考えるという当然のプロセスを怠ったことが失敗の原因でした．

ちなみにアスペルギルス抗原が強陽性でしたが，*L. monocytegenes*とアスペルギルス抗原が交差反応を示すことが知られており，その影響と考えられました[2]．

◆入院患者の発熱への対応

　入院患者の発熱では，5大感染症を考えるのが鉄則です（肺炎，尿路感染症，カテーテル関連血流感染症，CDI，創部感染症）．非感染性疾患では，血腫/出血，痛風/偽痛風，深部静脈血栓症，薬剤熱が代表的です．感染症ではこの5つの疾患を念頭において，血液培養2セット，尿培養は必ず提出し，さらに必要に応じて胸部X線写真と喀痰培養，CDトキシンのチェックなどを行いますが，これらの疾患の可能性が低い場合には，基本に立ち返り，病歴を詳細に尋ね，身体所見を top to bottom approach で頭からつま先まで詳細にとるべきです．約8割は5大感染症で説明がつきますが，逆に言えば，残りの2割がそれ以外の感染症ということになります．入院中にもウイルス感染に罹患することはありますし，潜伏期間の長いウイルスであれば，入院中に発症することは決して稀ではありません．特に大事なことは，「入院中である」ことは特定の感染症の可能性を高くしますが，市中で発症しうる感染症も実は入院中に同じ確率で発症しうるということを肝に銘じておくことです．

> **ここがピットフォール**
> 市中で発症しうる感染症は入院中にも同じ確率で発症する！

◆細胞性免疫不全患者への対応

　本患者では3年前からステロイドを内服されており，細胞性免疫不全の状態でした．細胞性免疫不全の患者では，表3のような微生物による感染症の頻度が高くなることが知られています．重要なのは，細胞性免疫不全患者で罹患しやすい微生物は一般的な抗菌薬では治療できないものが多いことです．いずれも急速に悪化する感染症は少なく，治療薬も副作用が多いため，診断をつけてから治療を開始することが重要となります．

表3◆細胞性免疫不全患者で罹患しやすい微生物

ウイルス	ヘルペスウイルス群（HSV, VZV, CMV, EBV） 呼吸器ウイルス群（インフルエンザ，パラインフルエンザ，ヒトメタニューモウイルス，RSウイルス，アデノウイルスなど）
細菌	リステリア，ノカルジア，サルモネラ，レジオネラ，ロドコッカス，ブルセラ，抗酸菌など
真菌	ニューモシスティス，アスペルギルス，クリプトコッカス，ヒストプラズマなど地域流行性真菌
原虫・寄生虫	トキソプラズマ，クリプトスポリジウム，サイクロスポラ，糞線虫

◆困ったときにどう対応するか，注意したいこと

基本へ立ち返ることが重要です．先入観を捨て，基本通りの病歴聴取を行い，身体所見を詳細に取り，プロブレムリストを挙げ，鑑別疾患を網羅的にあげて一つひとつ丁寧にその可能性を考えて，rule in/outを行うことが肝要です．本症例のように感染症が疑われる症例では，血液培養，尿培養，喀痰培養などの微生物診断に結びつく検査を再検することも考えます．困ったときに，起死回生の逆転満塁ホームランを狙ってはいけません．基本通りのアプローチが最終的には診断への近道です．

◆医療面接上のポイント

長期入院中の患者の場合，意識障害があっても，もともとのADLが低いと，その存在に気づくのは難しいです．このため患者家族に必ず，病状が悪化する直前の様子を確認しておくことが重要です．意識障害があった場合，髄膜炎は必ず鑑別にあがると思われますが，髄液検査を行うことでしか，その診断も除外もできません．髄膜炎かもしれないと思ったときは髄液検査を必ず行うべきです．

また細胞性免疫不全がある患者では，しばしば非典型的な経過をたどり，日常的に遭遇しないような感染症に罹患しやすいため，広く鑑別診断を考えた方がよいでしょう．

◆文　献

1) Magill SS, et al：Multistate point-prevalence survey of health care-associated infections. N Engl J Med, 370：1198-1208, 2014
2) Petti MC, et al：Cross-recognition of aspergillus galactomannan caused by Listeria monocytogenes infection. Diagn Microbiol Infect Dis, 76：250-251, 2013

上山伸也　Shinya Kamiyama

Profile

倉敷中央病院 感染症科／感染制御室
現在は苦手な論文執筆に取り組み，研修医教育の改革に頭を悩ませている．健診で脂肪肝，メタボを指摘されたため，自宅での禁酒とマラソンに挑戦中．

4 医学的に説明のつきにくい症状を訴える患者の症例

原田 拓

Point
- MUS（医学的に説明のつかない症状）という概念とその対応策を知る
- DPという存在を知り，自分の陰性感情を省察/メタ認知する習慣をもつ

Keyword MUS (medically unexplained symptom)　　DP (difficult patient)

症例

80代女性．
【主訴】発作性の冷感と熱感，動悸，発汗，体温調節困難
【既往歴】狭心症の疑い，便秘，うつ病
【内服薬】
　イコサペント酸1,800 mg/日，酸化マグネシウム1,250 mg/日，アムロジピン2.5 mg/日，マプロチリン20 mg/日，ファモチジン10 mg/日，ベラパミル120 mg/日，ジアゼパム6 mg/日，センナ1 g/日，バイアスピリン100 mg/日，アルファカルシドール0.5 μg/日，バゼドキシフェン20 mg/日
【嗜好】なし
【生活状況】
　夫と二人暮らし．ADLは保たれているが，主訴の症状のためにIADLの大部分が障害されている．近くに息子は住んでいるが，忙しくてなかなか会えない．車で1時間離れたところに娘が住んでおりときどき見に来てくれる．病院受診も娘さんが車を運転して一緒に付き添い，受診している．
【現病歴】
　受診数週前から発作性の冷感と熱感，顔面紅潮，動悸，発汗を自覚するようになった．かかりつけのクリニックではとりあってもらえず「不定愁訴」の診断名で心療内科を紹介され受診したが，対応困難，精査依頼ということで総合診療科に紹介受診となった．
　発作は冷感と熱感の2種類両方あり，どちらもきっかけなしに起こることが多い．家族がさわっても異常を認めないか，本人としてはそのように感じる．体温調節困難に関しては，暖房や冷房を1℃上げたら暑く感じ，1℃下げたら寒く感じるため自分にとって至適な温度がなく困っている．コンビニやスーパーに入ると寒くてふるえあがってしまうし，夏に外に出ると熱くてたまらないので家に閉じこもってしまう．
　その他の症状としては動悸以外に，発熱，体重減少，頭痛，胸痛，腹痛，腰痛，下痢，関節痛，筋肉痛，皮疹を含め特になかった．

本人としては同居している夫が昼は野菜を作りに外に出て家におらず，家にいるときも症状にとりあってくれない．今は食後すぐ寝るような状況になっていることをストレスに感じており，それが症状の原因ではないかと考えているという話があった．

【身体所見】
診察上は軽度るいそうがある以外に身体診察および神経学的に明らかな異常所見は認められなかった．軽度の正球性貧血以外に血算，肝機能，腎機能，電解質（Ca，P，Mg含め）に特に異常はない．甲状腺，副腎ホルモン，カテコラミンの血中濃度に異常はなかった．ホルター心電図などを行ったが，有症状時を含め特記すべき異常はなかった．診察室でも発作性の冷感と熱感，動悸，発汗を訴えることがあり，軽度の発汗や顔面紅潮はあったものの，バイタルサインは脈拍を含め正常だった．

1 まず何を考えたか

動悸の訴えはありましたが，実際に症状があるときは診察室でも，ホルター心電図でも不整脈はなく正常心拍数でしたため，洞性頻脈や不整脈の鑑別診断は棄却しました．

Flush/顔面紅潮の鑑別診断でアプローチをするのがよいと判断し鑑別診断を見直しました．Flush/顔面紅潮の鑑別診断は表1のようになります[1]．

表1 ◆ Flush/顔面紅潮の鑑別診断

自律神経関連
- 体温上昇（発熱，運動，熱への暴露）
- 閉経
- 感情による紅潮
- 神経疾患（中枢神経腫瘍，てんかん，群発頭痛，脊髄損傷，パーキンソン病，多発性硬化症，自律神経障害，Frey症候群，三叉神経痛，片頭痛）

血管拡張由来
- 酒さ
- 薬剤〔カルシウムチャンネル拮抗薬，ニコチン酸，β-ブロッカー，アンギオテンシン変換酵素阻害薬，ホルモン療法（カルシトニン，甲状腺刺激ホルモン，カテコールアミン），グルココルチコイド，抗菌薬（バンコマイシン，アムホテリシンB），化学療法（シクロスポリン，ドキソルビシン，シスプラチン，IFNα-2，タモキシフェン，ミトラマイシン，ダカルバジ，フルタミド），モルヒネなどのオピオイド，アヘン，メトクロプラミド，金製剤，造影剤，NSAIDs，ブロモクリプチン〕
- 食物，飲酒
- カルチノイド症候群，肥満細胞腫，褐色細胞腫，甲状腺髄様癌，セロトニン症候群，アナフィラキシー，VIPoma，腎細胞癌，ダンピング症候群，サルコイドーシス，甲状腺機能亢進症，気管支癌，男性更年期

（文献1より引用）

❷ 何に困ったか，どうしたか

　　内科的な疾患の可能性は考えにくく，まずは薬剤性の除外が必要と判断しました．特にカルシウムチャンネル拮抗薬はニフェジピンが10.5〜25.0％，アムロジピンが1.2〜2.0％とflushの発症頻度が高く[2]，本症例はベラパミルとアムロジピンの内服歴がありました．かかっていた医療機関すべてにこれまでの経緯の情報提供を依頼すること，当院での精査と薬剤調整に許可をいただきました．その後，患者に薬剤による副作用の可能性があること，多剤内服自体が薬剤副作用事象，アドヒアランス不良，老年症候群（認知機能，排尿障害，平衡障害，大腿骨頸部骨折）などのリスクになる[3]ことを説明し，薬剤調整に了承をいただきました．家庭血圧を測定しながらカルシウムチャンネル拮抗薬を徐々に漸減し中止とし，加えて体温調節困難は薬剤による抗コリン作用の可能性を考慮し，マプロチリンを漸減し中止する方針としました．投薬理由が不明なベンゾジアゼピン系薬剤も徐々に漸減し中止にしていきました．

　　そのほか投薬理由が不明な薬剤も含め調整し，カルシウムチャンネル拮抗薬，抗うつ薬，ベンゾジアゼピン系薬剤，バイアスピリン，イコサペント酸，センナをすべて中止にすることに成功し，内服のタイミングも1日2回のみとなりました．しかしながら患者の症状は一向に改善しませんでした．

❸ 診断は？ 対応は？

　　当初は薬剤中止による改善をそれなりの確率で期待していたのでこの時点で困ってしまいました．診察のたびに新しい症状が出てくることや，紙いっぱいに症状を書いてくることがあったり，問診をしていても話がどんどんそれてしまうことが多々あったりして外来のほかの人の診察時間を圧迫してしまうこともしばしばでしたが，下記の方針に基づき対応しました．

①ケースをほかのスタッフに相談する．
②MUS（medically unexplained symptoms）のマネージメントを継続する．
③自分の陰性感情に気づき，DP（difficult patient）への対応を学ぶ．

　　鑑別診断のつめ方や①に関しては他稿の先生方も取り扱われていますので，本稿では主に②と③の面から述べていきたいと思います．

●経過

　　経過記載の前にまずMUSへの対応を表2に記載しました（後述）．目標の薬剤を中止しても症状の改善が得られなかったのと，器質的な疾患を疑う状況ではなく，MUSのマネージメントをよりメインにしていく方がよいと考えました．

　　当初は月1回で経過をみていましたが，症状のコントロールが思わしくなかったため，外来の通院間隔を2週おきにしました．より短期間でのフォローになったため，患者も喜び，これだけでも毎回の診療にかかる時間が少なくなりました．加えて，家庭環境の詳細の把握や自己

解釈モデルの聴取の継続，また疎遠気味になっている息子さんにも一度病院に来ていただき話をする機会ももらえました．

同時並行で高齢者のヘルスケアメンテナンスを行いました．サルコペニアやフレイルにも該当し，Get up and Go test でも22秒と転倒のリスクもありました．介護保険申請がこれまでされていなかったので申請を行い，要介護2の認定がなされ，訪問リハビリの導入を行いました．また，通院している病院は家から遠く，ちょっとした症状で困ったときへの対応として，訪問看護の導入と近医に紹介状を作成し，状況の説明および有症状時の対応をお願いし，連携につとめました．ポリファーマシーの調整をしていることや安易なベンゾジアゼピン系薬剤の投与は避けたいと考えていることなども記載しました．

その後フォローしているなかで排便や血圧を含め何かに対する「こだわり」が非常に強く，執着しがちなことや，特に原因がないときでも不安やパニックを強く感じることがよくあるという病歴が得られました．PHQ（patient health questionnaire）による気分障害の評価は正常でしたが，GAD7（general anxiety disorder-7）による不安障害の評価を行ったところ6点でした．高い点数ではありませんでしたが，本人の性格，パニックを感じるという症状，不眠がある状況もあわせNaSSA（ノルアドレナリン作動性・特異的セロトニン作動性抗うつ薬）のミルタザピンを選び投薬を開始してみたところ，不眠も日中の発作性の症状も部分的な改善を認めました．

その後，むずむず脚症候群やビタミンB_{12}欠乏による四肢末梢のしびれ感などを発症しましたが，それぞれに対応しました．診察のたびにさまざまに出るその他の症状は，ほとんどが経過をみていくうちに自然に改善し，切迫していない症状であれば経過観察をすることに協力を得られやすくなりました．

外来診療録の内容は定期的にリニューアルするようにしており，あるときにバゼドキシフェン（SERM：selective estrogen receptor modulator，選択的エストロゲン受容体調整薬）の内服とflushの可能性に行き着きました．Flushの文献にはあまり記載がありませんでしたが，SERMの方で調べていくとflushや動悸の報告があることが判明しました[4]．バゼドキシフェンを中止にすると症状は消失しなかったものの自覚症状の顕著な改善がみられ，診察室で発作性の症状を訴えることもなくなりました．

加えてDPに関して学んだことも外来でのマネージメントに非常に有用でした．当初はA4の紙に書かれた症状や診察のたびに新しい症状が出ることに陰性感情を感じていましたが，そういった自分の陰性感情へのメタ認知および医師要因や状況要因による要素の改善へ取り組みました．

症状のリストがあったほうが症状や経過の把握に役立ち，むしろ時系列や症状の持続時間，そのときどう対応したか，何に困ったか，…など症状の羅列ではなく症状把握のために必要な情報を記載するように提案したところ患者さんにも喜ばれ，症状の紙に対する陰性症状も消失しました．

状況要因の対応として外来予約の順番の最後にしたり，患者さんに時間の限界があることを伝え，終了までの時間を共有したりすることによりある程度の診療時間のコントロールができ

るようになったことから，診察に関してのストレスや負荷も軽減していきました．

> **経過：その後どうなったか**
>
> 【最終診断】
> #1. 薬剤性の紅潮や動悸の疑い（原因薬剤はバゼドキシフェン）
> #2. 全般性不安障害の疑い
> #3. MUSの疑い
> #4. むずむず脚症候群（restless leg syndrome），便秘，嗅覚障害（DD：パーキンソン病前段階）
> #5. ビタミンB_{12}欠乏症（薬剤性による吸収障害の疑い）
> #6. 不眠症
> #7. 骨粗鬆症
> #8. フレイル，サルコペニア（改善傾向）
>
> 体温調節困難の主訴もいつのまにか消失し，発作性の冷感と熱感と動悸は意識しなければ気づかないくらいまでに改善し，診察室で症状を訴えることもなくなった．当初は消極的だったリハビリにも定期的に頑張りたいと意識が変容しておりGet up and Go testも15秒まで改善をしている．現在はNaSSAを徐々に減量しつつ，嗅覚障害や便秘やむずむず脚症候群を発症した経緯からパーキンソン病の非運動症状が先行して発症している可能性も考慮しながらヘルスケアメンテナンスを行っている．

◆ MUSの場合への対応

1) MUSとは

前述した通りmedically unexplained symptoms（MUS）は文字通り身体医学的に説明がつきにくい症状です．身体化（somatization）と評価されることもあります．

MUSの有病率の推定はプライマリケアの外来で5〜65％，専門クリニックで37〜66％[5]とされておりcommonな存在です．大概は一時的なものが多く，しっかりと診察しフォローをしていれば落ち着くことが多いのですが，慢性的に経過し遷延するケースもあります．患者は症状が改善しないことや，自分の症状が信じてもらえない（気のせいと言われる）ためストレスになり，ドクターショッピングの状態になることもあり，医師も原因がつかめず症状が良くならないためフラストレーションになります．基礎疾患とは無関係に年間2倍の外来や入院の資源を使い，平均2倍の医療費を使う[6]とされ，医療システム使用の重大な原因の1つとも言われており，その対処法に習熟することは医師として重要です[7]．

MUSの診断は器質的な疾患を除外した後に行うため，徹底的な病歴と診察が必要なのは言うまでもありません．転換性障害と診断された患者のうち4％に説明可能な疾患があったという報告もあります[8]．一方でMUSに対して多くの医師は，必要以上に検査を行っていると言われています．しかしながら，検査前確率が低い患者に過剰な検査を行っても患者の懸念は軽減し

表2 ◆ MUSの診療において意識しておくこと

患者に対して
● 一番心配なことは何か，心配な疾患はないか，解釈モデルなどを聴取する※
● 症状によってどれくらい生活が障害されているかを聴取する
● 周囲に支援者がいるか，支援者との関係者を聴取する
● 心理社会的な問題について話すように促す
● 重篤な疾患は除外されていることを説明し，安心させる

医師のすべきこと
● 患者に共感する
● 不安障害や気分障害など心理社会的な評価をする
● 特定の症状だけでなく疾患が生活に与える影響についても焦点を当てる
● 定期的なフォローアップの一貫として簡単な診察をする．診察は治療と治癒の儀式として重要な意味をもっている
● 必要に応じて頻回にフォローアップする
● 検査や紹介の乱用はしない．過剰に検査をしても患者の懸念は軽減しない
● 「もうやることはない」「気のせい」というように言わない
● 症状にどうアプローチするかの共通基盤をつくる
● 陰性感情を抱いていないかメタ認知する
● 支援のソースとして同僚を巻き込む

※解釈モデル聴取の方法としてFIFE (Feeling, Idea, Function, Expectations) やかきかえ（解釈，期待，感情，影響）などの手法が有名である．機械的に聴取するのではなく，表情を観察したり，その裏の思いを傾聴することも意識しておきたい．
（文献7，8，13を参考に作成）

ません[9]．加えて過度の検査や治療は医原性損傷を起こす可能性があります．病気にラベルをつけることにより"illness behaviour"が強まり[8]，sick roleが強化されるリスクもあります．

MUSの評価にあたってパニック障害，うつ病，不安障害などの精神疾患の合併の評価や自己解釈モデルや社会歴の聴取は有用とされています[7]．うつ病患者の50％にMUSを認め[10]，パニック障害もよく見逃されていると言われています．文献によっては，パニック障害は診断までに平均10人の内科医の診察を要しており，特に心臓，消化器，神経などの症状をきたしえます．

2）MUS患者のマネージメント

MUSのマネージメントとして，表2に推奨されるアプローチを記載します．複数の研究が，MUS患者を治療するための認知行動療法の有効性を示しています．抗うつ薬，無効な薬剤の排除，運動，理学療法，リラクゼーショントレーニングおよび併存疾患の医学的管理を含む多次元的な介入が有用と報告されています[11]．そして，患者の経験は主観的なものであり，検査の異常がないからといって，患者の症状に対して共感をしないということは避けるべきです[7]．

加えてMUSの管理の目標の1つとして大量の医療資源の消費を防ぐということもあります．自分でフォローアップを組むことを強調しつつ，他の医療機関にドクターショッピングをしないことや，救急外来への受診を避けるように指導します（そのための信頼関係構築が重要であることも言うまでもありません）．

ほかに知識として知っておくべき内容として，患者への陰性感情はMUSにおける症状持続の予測因子[12]ということがあります．慢性化したMUSは治療が困難であり，症状が改善しないことに医療者が不満を感じることがあります．しかし，医師のフラストレーションは患者の身体化とも関連しており，医師の振り返りやサポートやセルフケアが必要なことを示唆しています．表2の内容に関してはすべてを…というよりは，自分にできるものを1つずつ実践していくのがよいと思われます．

3) ドクターショッピングへの対応

病歴聴取の段階で（あるいはそれ以前に紹介状の段階で）患者がドクターショッピングをしているかはわかるはずです．患者が切迫している状況でなければ，定期的に通院をしてもらうために早期にコミュニケーションによる戦略をとるのが有用とされています[20]．

筆者は電子カルテにある程度のテンプレートを入れており，状況によって多少変えますが，下記のような説明を行います[8) 13) 14)]．

「経過をみると，これまで症状の原因を調べるために何人かの医師の診察を受け，さまざまな検査をされているようですね．症状があなたを困らせていることはよくわかりました．検査で異常があるなしと症状のあるなしは全く別のものであり，症状は気のせいではありません．まだ診断はわかりませんが，これまでの経過から重篤な疾患の可能性は低いと考えており，現段階ではこれ以上の検査や専門家への受診は必要がないと思います．まず2〜4週間ごとに私の外来に来ていただき継続的に症状に変化がないか診させていただき，何か変化があれば対応させていただきます．症状を完全になくすことは難しいかもしれませんが，日常生活への影響を少しでも緩和できるようにお手伝いさせてください」

精神科にコンサルトするときも，

- 身体的な評価だけではなく精神的な評価も並行で行った方がよい状況と考えられる．精神科の先生が症状緩和を助けてくれる可能性があるので受診をしてもらいたい
- 自分の外来には引き続き継続して通院して一緒に診ていく

ことを強調し，精神科の医師への紹介状には，コンサルト理由や今の状況を患者さんにどう説明しているかを明記するようにしています．

◆ DPという存在と自分の陰性感情に気づく

1) DPとは

自分の陰性感情に気づき，DPへの対応を学びます．Difficult patient，文字通り医者が"difficult"と感じた患者が定義となります．Difficult encountersと呼ばれることもあります．質問票などを使った診断基準もあります[14]が，「困った」「難しい」，その他何らかの陰性感情を生じた場合は，基本的にDPというカテゴリーに入ります．

DPの頻度は15％とcommonであり，DPという存在の認識とその対応に習熟することは，診断困難症例にかぎらず実臨床で非常に有用です．

表3 ◆ DPの3つの要因

患者要因		
行動の問題	怒り，議論，失礼，要求，権利，薬物をほしがる，強い心配，強い警戒，操作的，医療を求める方法，慢性症状の治療に対するアドヒアランス不良，陰性感情のコントロールができない，健康に対する責任を取ることへの消極性，自己破壊行動
状態	飲酒や薬物中毒，医師とは異なる信念体系，慢性疼痛症候群，医師の目標と患者の目標の矛盾，アドヒアランスを困難にする経済的制約，機能的障害，識字率の低さ，1回の受診で4つ以上の医学的問題，虐待
精神疾患	境界型人格障害，依存性人格障害，気分障害
医師要因と状況要因	
態度	燃え尽き症候群，診断の不確実性に対する不安，特定の健康状態への陰性バイアス，時間のプレッシャー
状態	不安，うつ，疲労，業務過剰，個人の健康問題，状況ストレス要因，睡眠不足
知識	心理社会医学の訓練を受けていない，患者の健康状態に関しての限られた知識
スキル	共感の表現ができない，イライラしやすい，コミュニケーション能力が低い
状況	待ち時間が長い，診療の時間に制限がある，事務の対応に不満をもった

（文献15を参考に作成）

DPの要因は主に患者要因，医師要因，状況要因の3つに分かれます（表3参照）．基本的には患者要因はこちらではコントロールできないので，医師要因や状況要因のコントロールが鍵となります．

2）DPの対応策

a）自分の陰性感情を省察する

DPへの対応は，まず自分の感情をメタ認知することから始まります．自分の感情を認識するだけでDPの管理が改善する可能性があるとも言われているくらい，陰性感情の認識や自分の状態のメタ認知は重要です．個人要因の特定のためには振り返り，バイアスの認識，経験豊富な信頼できる同僚とのディスカッション，バリントグループ（医師患者関係を改善するためのグループセッション），心理療法士からの援助などがよいとされています．一般的には医師患者関係の解決のための主な責任を負うのは患者ではなく医師の方になります[16]．

b）DPとのコミュニケーション

コミュニケーションで重要なのは，共感と積極的な傾聴です．共感には患者の状況や状況への理解が必要です．共感的なリスニングスキルとnon-judgeな思いやりのある態度は，患者との信頼関係の構築と治療遵守を改善するために有用です[17]．積極的な傾聴とは，患者にとっての優先順位を理解し，さえぎらず話を聞くことです．患者が怒っている状態であれば，「怒りは二次的な感情である（その根底に何か原因がある）」ということに留意し，その原因を探ります．MUSでもそうですが，自己解釈モデルや患者の期待していることを聴取することは重要です．患者の期待を明確にした方が不満を表現しやすく，適切な治療選択の洞察が可能になり，共通基盤を形成し相互に合意された戦略は治療遵守を改善します．

表4 ◆ DPのタイプ別対応法

怒っている患者	対応として，相手の感情に対立せずに共感し，状況を確認するその原因を探す
悲嘆している患者	対応として通常の悲嘆反応のプロセスを通っているか経過をフォローし，うつや不適切行動の兆候がないか確認する．悲嘆反応のプロセスには文化的背景の違いや個人差があることを理解する．
操作的な患者 (manipulative patients)	感情に訴えたり，訴訟や自傷や治療拒否などさまざまな方法で医師を自分の欲求通りに動かそうとする．人格障害との鑑別はときに非常に困難．対応としてできることとできないことをはっきりさせることが必要となることもある．症状を治癒するのではなく症状を軽減することに焦点を当てて患者とともに治療計画を構築していく．
自己破壊的な患者 (self-destructive denier)	適切な治療を試みても健康問題が続き，患者は自己破壊的な慣習を継続する．進展がないため医師は自分に責任があると感じうることもある．対応として問題の完全な解決には限界があることを認識し，現実的な期待を設定する．そしてアドヒアランス不良の原因を特定する（お金，時間，医療へのアクセス，治療内容）．未治療の不安障害やうつ病がないかを確認する．
依存的で粘着的な患者 (dependent clingers)	感情が不安定で放棄されることに対する心配や保証に必死なことがある．最初は同情を引いたり，医師を賞賛し，関係が発展するにつれて，より医師に時間を費やすように望んでくることがある．対応はプロとして対応し，できることとできないことをはっきりさせる．意思決定に患者を巻き込む，放棄しないことを保証する，定期的なフォローアップ予定を組む
権利ばかり主張する患者 (entitled demander)	感情的なことが多く，評価治療に必要なステップをふむことを望まない．積極的で威圧的で医師との関係がうまくいかず，医師やヘルスシステムを障壁や敵と考える．対応として医師は自身の陰性感情をメタ認知し，患者の感情は自己防衛や表現の1つの可能性であることを認識する．患者は良い医療を受ける権利はあるが援助しようとしている人に怒りが向けられるべきではないことを話す．
身体化／医学的に説明がつかない症状	対応として症状への共感，自己解釈モデルを聴取，うつや不安障害の合併などの心理社会的評価，検査や紹介の乱用はせず定期的にフォローする…など．詳細は上記参照
頻回受診者 (frequent fliers)	背景に慢性疾患やヘルスケアリソースが不十分なことがあることもある．患者が孤独だったり依存的なこともある．定期的な外来でのフォローアッププランを組む．

（文献13, 20を参考に作成）

c）要因別の対処法

　状況要因で最も一般的なのは待ち時間の長さと事務スタッフとのやりとりになります．待ち時間が発生した場合は遅れたことを認め，待ってくれたことに感謝します．誠実な説明により患者の肯定的な対応を引き出せるかもしれません．DPの場合はそうでない患者より多くの診察時間が必要になることを認識し，より長い時間を取れるような状況で外来予約を設定したり，受診間隔を短くする方法もあります．

　患者要因に関してはコントロールできない部分が強く，各論が存在するため，字数の関係もありここでは表4に概要のみを記載します．興味ある人はぜひ成書や参考文献を参照してください[13) 20)]．

3）コーチングの技法によるコミュニケーションの改善

　最後に，DPに対して有用とされる**BATHEテクニック**（表5）と**CALMERアプローチ**（表6）や，自分が行っているコミュニケーションスキルの一部を紹介させていただきます．

　DPに対するコミュニケーションスキルの方法として，**コーチング**のスキルが有用な可能性があります．コーチングの技法による医師患者間のコミュニケーションの改善の報告もあります[21)]．コーチングの詳細は成書を参照していただきたいが，コーチングの重要な要素として**傾聴，質問，承認**があります．

表5 ◆ BATHEテクニック

B	Background	背景を聴取する（あなたの人生で何が起こっていますか？）
A	Affect	影響を聴取する（あなたはそれについてどのように感じますか）
T	Trouble	トラブル/何に困っているかを聞く（この状況であなたが一番困ったことは何ですか？）
H	Handling	取り扱い/対応方法を聞く
E	Empathy	共感する

（文献18より引用）

表6 ◆ CALMERアプローチ

C	Catalyst for change	行動変容の段階を特定し，患者が行動変容を起こすための助言をする
A	Alter thoughts to change feeling	患者によって生じた陰性感情を特定し，診察への影響を考え，陰性感情や苦痛を減らす方法を練る
L	Listen and the make a diagnosis	コミュニケーションの障害を取り除くか最小限に抑える，話をじっくり聞き正確な診断の可能性を高める
M	Make an agreement	健康増進のための計画について交渉し，同意し，確認する
E	Education and follow-up	達成可能な目標と現実的な時間枠を設定し，フォローアップを行う
R	Reach out and discuss feeling	自身のセルフケアのための戦略を行う

（文献15, 19より引用）

a）傾聴

- 「ゼロポジション」で聞く．
- （医学的に正しい正しくないなどの）先入観をなくし，相手の話す内容をありのままに理解する．

積極的傾聴や反映的傾聴として，

- 「なるほど，〜ですね」「私もそう思います」
- 「つまり，〜ということですね」「まとめると，〜ということですね」
- 「それは辛かったでしょうね」「それは大変だったでしょうね」

などが例にあがる．

b）質問

- 過去や否定ではなく未来と肯定を聴取する．どんなふうになりたいかなど，希望やビジョンを聴取する．
- 「否定質問」ではなく「肯定質問」を使う．
    - ×：なぜ薬を飲まないのですか？
    - ○：どうすれば薬をしっかり飲めるようになりますか
- 「過去質問」ではなく「未来質問」を使う．
    - ×：なぜ運動ができなかったのですか？
    - ○：どうすれば運動の習慣がうまくいくようになりますか

c）承認

① 否定から入らず，3パターンある相手の承認欲求を満たす．
- 1）結果承認：相手の行動，結果，成果を認める
- 2）事実承認：過程，貢献，協力を認める
- 3）存在承認：「挨拶」「日常の声掛け」

→日常の診療の例として，
- 外来の予定を守らないことが多い人が予定通りに来たらそれを褒める／認める
- リハビリを頑張ることができた，など前向きなことが1つでもあればそれを褒める／認める

②「You」より「I」メッセージがよい．

下記の例をみますと，Youメッセージだと「安定剤を飲む患者さんの行為が悪い」というようにみえますが，Iメッセージのほうだと患者さんの安定剤を飲むことによって医師側がどう考えているかを伝えているだけになります．

×：（あなたが）安定剤を飲むと転倒のリスクが上がって骨折しますよ．だから減らしていきましょう．

○：私はあなたが安定剤を飲むと転倒のリスクが上がって骨折することが心配です．なので私はすこしずつ減らしていきたいと思っています．

コミュニケーションスキルは奥が深く一朝一夕で身につくものではないですし，みなさま一人ひとりやりやすい方法があると思います．日々の実践と振り返りが有用なことは言うまでもありませんが上記の例がお役に立てば幸いです．

まとめ

本症例に泥臭いイメージをもたれる方もいるかもしれません．しかし現実的にMUS例は存在し，DPはcommonな存在です．人間力でDPやMUSに対応している先生もいらっしゃいますが，自分はそのようにはできず，非常に悩みいろいろ勉強させていただいた思い入れのある症例でした．稀な疾患を見逃さず診断するのも大事ですが，一つひとつの症例から逃げずに向き合うことは，患者のためにも自分の医師としての成長のためにも重要であると考えています．

◆ 文 献

1）Fazio SB：Approach to flushing in adults. – UpToDate
https://www.uptodate.com/contents/approach-to-flushing-in-adults（2019年1月最終アクセス）
2）Ioulios P, et al：The spectrum of cutaneous reactions associated with calcium antagonists：a review of the literature and the possible etiopathogenic mechanisms. Dermatol Online J, 9：6, 2003
3）Hajjar ER, et al：Polypharmacy in elderly patients. Am J Geriatr Pharmacother, 5：345-351, 2007
4）Pfizer社：SAFETY DATA SHEET
https://www.pfizer.com/sites/default/files/products/material_safety_data/DUAVEE（Bazedoxifene_CE）

Tablets_2-Nov-2017.pdf（2019年1月最終アクセス）

5) Schwartz ES：Metaphors and medically unexplained symptoms. Lancet, 386：734-735, 2015
6) Barsky AJ, et al：Somatization increases medical utilization and costs independent of psychiatric and medical comorbidity. Arch Gen Psychiatry, 62：903-910, 2005
7) Isaac ML & Paauw DS：Medically unexplained symptoms. Med Clin North Am, 98：663-672, 2014
8) Hatcher S & Arroll B：Assessment and management of medically unexplained symptoms. BMJ, 336：1124-1128, 2008
9) Rolfe A & Burton C：Reassurance after diagnostic testing with a low pretest probability of serious disease：systematic review and meta-analysis. JAMA Intern Med, 173：407-416, 2013
10) Simon GE, et al：An international study of the relation between somatic symptoms and depression. N Engl J Med, 341：1329-1335, 1999
11) Smith RC, et al：Primary care clinicians treat patients with medically unexplained symptoms：a randomized controlled trial. J Gen Intern Med, 21：671-677, 2006
12) De Gucht V, et al：Personality and affect as determinants of medically unexplained symptoms in primary care；A follow-up study. J Psychosom Res, 56：279-285, 2004
13) Kurlansik SL & Maffei MS：Somatic Symptom Disorder. Am Fam Physician, 93：49-54, 2016
14) Hahn SR：Physical symptoms and physician-experienced difficulty in the physician-patient relationship. Ann Intern Med, 134：897-904, 2001
15) Lorenzetti LR, et al：Managing difficult encounters：understanding physician, patient, and situational factors. Am Fam Physician, 87：419-425, 2013
16) Steinmetz D & Tabenkin H：The'difficult patient'as perceived by family physicians. Fam Pract, 18：495-500, 2001
17) Zurad EG：Don't be a target for a malpractice suit. Fam Pract Manag, 13：57-64, 2006
18) Hickner J：How I manage difficult encounters. J Fam Pract, 62：398, 2013
19) Pomm HA, et al：The CALMER approach：Teaching learners six steps to serenity when dealing with difficult patients. Fam Med, 36：467-469, 2004
20) Hull SK & Broquet K：How to manage difficult patient encounters. Fam Pract Manag, 14：30-34, 2007
21) Ravitz P, et al：Improving physician-patient communication through coaching of simulated encounters. Acad Psychiatry, 37：87-93, 2013

Profile

原田　拓　Taku Harada
昭和大学病院 総合診療科／獨協医科大学病院 総合診療科

第3章 診断がつけられなかった症例 ～そのときどう考えたか・どう対応したか，今どう考えるか

5 尿路感染症だと思ったら尿路感染症ではなかった症例

漆谷成悟

Point
- 高齢女性の発熱を安易に尿路感染症と決めつけない
- fever work upに腹部エコーも加えよう

Keyword 救急　尿路感染症　腹腔内膿瘍　腹部エコー・CT

はじめに

　当院の救急外来には老若男女，軽症から最重症までさまざまな患者が来院されます．当然，一人暮らしの高齢者もよく受診します．皆さんは高齢で全身状態の良い発熱患者を診たときに，気道症状も消化器症状もなかったら「きっと尿路感染症でしょ？」なんて思ったことはないでしょうか．

　プライマリ・ケアに携わる先生方にとって，尿路感染症はcommonなのに診断がつけにくい疾患ではないでしょうか．私も数年前まで高齢者の多い過疎地域に勤務していました．恥ずかしながら，微熱がある高齢女性で気道症状や消化器症状に乏しく，外来で「今は尿が出そうにないです」と言われるとついつい「尿路感染症ですかね？」と言って対応してしまったことは一度ではありません．今私が勤務しているような救急外来でも，同じようについつい尿路感染症として対応してしまうことが少なくないようです[1]．認知症があったりADLがもともと悪かったりして病歴が聴取しにくかったりするとなおさら診断が難しくなるのではないでしょうか．

　本稿でとりあげるのはそのような症例です．実際の救急外来での対応通りに再現したいと思います．

症例

70代前半女性．救急車で一人で来院．
【救急要請理由】呼吸苦
【来院時バイタルサイン】血圧119/62 mmHg，心拍数73回/分，SpO₂ 98％，呼吸数20回/分，体温38.7℃，GCS E4V4M6
【第一印象】重篤感はありません．

【身体所見】
　中肉中背．
　臀部まで届く白髪交じりのロングヘア．
　衣服は汚れており，尿失禁・尿臭あり．
　眼球結膜：黄染なし．
　眼瞼結膜：貧血なし．
　咽頭発赤なし．
　歯は前歯が数本残っているがほとんど抜けている．
　項部硬直なし．
　頸静脈怒張なし．
　心雑音：なし．
　呼吸音：左右差なし，ラ音なし．
　腹部正中に手術痕あり，膨隆なし，腸雑音亢進・減弱なし．圧痛なし．
　肋骨脊柱角叩打痛なし．
　下腿浮腫なし．
　末梢冷感なし．
　爪垢がつまっている．
　脊柱に叩打痛なし．
　両膝関節が痛いと言うが，腫脹や発赤なし．
　褥瘡なし．

❶ まず何を考えたか，どう対応したか

1）まずは身体所見

　患者が救急車で来院したら，第一印象を把握し，バイタルサインに異常があると判断すれば直ちに蘇生を開始します．診察場所に到着したらモニターを装着して，その間に救急隊から主訴と簡単な病歴を聞き，さっと身体所見を取ります．もちろん，どんな患者にも自己紹介は忘れずに．

　本患者は「呼吸苦」という主訴での救急要請だったのですが，来院時呼吸促迫はなく咳もしておらず重症感はありませんでした．発熱の観点から身体所見を取りました．この時点の鑑別診断最上位は，主訴から考えると肺炎でしょうか？でも胸部の身体所見は明らかではありません．

　Fever work upの検査をオーダーします．

症例（つづき）

【オーダー】一般採血，血液培養×2セット，尿一般・尿培養，胸部X線

　一般的なfever work upですね．

救急隊から簡単な病歴は聴取しましたが，詳しい病歴は大切です．
検査を待つ間に本人から病歴を聴取しましょう．

2）医療面接で診断のヒントをつかめ

> **症例（つづき）：病歴聴取**
>
> 【主訴】発熱（ただし来院時に本人は自覚なし）
> 【現病歴】
> 　一人暮らし．2週前から全身倦怠感があったが，慣れてしまったので受診はしなかった．未明に急に息が苦しい感じがしたのでいつも家に来てくれる近所の男性に救急車を呼んでもらった．胸部症状・気道症状は受診当日までなし．救急要請時は呼吸苦があったが，来院時には消失した．頭痛なし．鼻汁や咳，喀痰の増加なし．胸痛なし．嘔吐・下痢，腹痛などの消化器症状なし．背部痛なし．膝関節は動くと痛い．
> 【既往・現病】
> 　胃癌の手術歴あり
> 　関節リウマチ
> 　腎機能障害
> 　適応障害
> 　パニック障害
> 【内服】
> 　プレガバリン，チザニジン，ジアゼパム，クロナゼパム，アルプラゾラム，パロキセチン，酸化マグネシウム，レバミピド，セレコキシブ，ロキソプロフェン，アムロジピン，桂枝加朮附湯

救急車で来院しましたが，病状経過は長そうです．呼吸苦で救急車を要請しましたが，来院後は本人に自覚症状がなく，認知機能も低下しているため，病歴を聞くのに苦労しました．既往・現病は過去の受診記録を参照しました．お薬手帳を見ると内服もたくさんありますが，処方の日付はここ最近のものではなく，本人がきちんと管理できているのかどうかも不明です．

ここまでで鑑別診断の種類や順位は変わりましたでしょうか？ ちょっとつかみどころがなくなってきましたね．生活のこともヒントになるかもしれません．聞いてみましょう．

> **症例（つづき）：生活機能の評価**
>
> 【ADL】
> 　着替え：何とか自分でできる．
> 　食事：近所の男性が朝おむすびを置いて行ってくれる．夕方は夕食を持って来てくれるが夕食を持って来てくれないときは，何も食べない．
> 　移動・トイレ：ここ2週間は這ってトイレに移動していた．
> 　清潔：6年前に胃癌の手術をして以来髪は切っていない．お風呂には1年以上入っていない．
> 【その他生活歴】喫煙1日10本

表 ◆ 高齢者のADLのDEATH

D	Dressing	着る
E	Eating	食べる
A	Ambulating	歩く
T	Toileting	トイレ
H	Hygiene	衛生（入浴）

　忙しい救急外来でもADLを聴取するときにはDEATH（Dressing, Eating, Ambulating, Toileting, Hygiene）が役に立ちます（表）．本患者は近所の方の助けのおかげで何とか生活ができていたようです．高齢社会になり，このような一人暮らしの高齢者が救急搬送されてくることもしばしばです．

　ここまでの情報でなんとなく患者の雰囲気が想像できますか？

　一人暮らしの高齢女性で，ここ数日ではないと思われる汚れや臭いからは，自宅の様子や生活の苦労が想像できます．でも本人にはそれすらあまり自覚がないようです．

　そろそろ胸部X線写真ができあがりました．

3）検査結果は…

症例（つづき）

【胸部X線】
　明らかな浸潤影は認められず，呼吸苦や発熱の原因になるような病変は指摘できない．

　呼吸苦が主訴で発熱もありますし，てっきり肺炎だと思っていたのに．
　では鑑別疾患は何でしょう？ 体表から見える原因はありませんし，腹部に圧痛もありません．さては鎮痛薬を内服しているからCVA叩打痛がないだけで尿路感染症じゃないかな？ 実は胆道系酵素が上昇していたら肝・胆道系感染症だったりして…．

症例（つづき）

【採血検査】
　白血球増多（20,000/μL，Neutro 83.8％），炎症反応CRP高値（CRP 11.26 mg/dL）は認めるものの，肝・胆道系酵素の上昇，腎機能障害，筋原性酵素の上昇を認めず．
【尿一般】WBC（－），細菌（－），亜硝酸塩（－）

　Oh my gosh！
　「まぁまぁ，気道症状も消化器症状もないし，尿路感染ってことにして抗菌薬でもだしとく？」というDrは周りにいらっしゃいませんか？

病歴と身体所見だけでは尿路感染症は rule in も rule out もできません[2]．亜硝酸塩の上昇±細菌尿があれば尿路感染症の可能性が高くなりますが，本患者では亜硝酸塩も陰性で尿路感染症の可能性は低そうです．

いよいよ追い込まれてきました．自覚症状もなく身体所見も陰性です．腹痛も消化器症状も圧痛もありませんが，残るは腹部でしょうか．

4）腹部エコーを撮ってみる

> **症例（つづき）**
>
> 【腹部エコー】（図1）
> 肝臓に肝膿瘍を疑うようなSOLや肝内胆管の拡張は認めない．
> 胆嚢頸部に径1 cm大の音響陰影を伴う high echoic mass を認めるが，胆嚢腫大や壁肥厚は認めない．総胆管の拡張なし．膵臓周囲の浮腫像や膵管の拡張なし．
> 両側腎盂の拡張なし．FASTで胸腹水なし．下大静脈は虚脱あり．
> 膀胱の頭側に径10 cm大の low echoic mass あり（図1）．腹腔ガスのため子宮とのつながりが確認できず．同部位に圧痛は認めず．尿は膀胱に少したまっているが，膀胱内にmassは指摘できない．

腹部エコーでは下腹部に径10 cm大の low echoic mass が発見されました．圧痛はありません．そして，実はここで悩みました．

- 主訴は「呼吸苦」で来院しており，ADLが低下している人でもあるため，誤嚥性肺炎があってX線で指摘できていないのではないか？

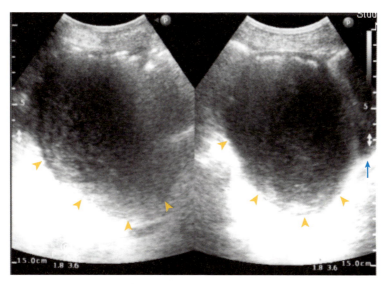

図1 ◆ 腹部エコー
腹部エコーで認められた径10 cm大の low echoic mass（▲）．
左）軸位断．
右）矢状断：画面右端に膀胱（↑）が見える．

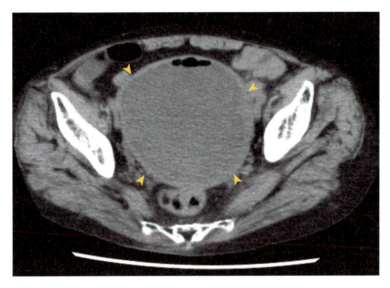

図2 ◆ 腹部CT

- 下腹部のlow echoic massには圧痛もないし，下腹部痛の訴えもないので，下腹部のmassは子宮筋腫や卵巣嚢腫を見ている（つまり，今回の発熱とは関係ない）のではないか．
- Fever work upで培養は採取したし，尿路感染症の疑いで入院させれば何か症状が出て診断が後でつくのではないか．

当院の救急外来はドアを1つ開ければCT室ですので，アクセスは全く問題ありません．しかし，「病歴と身体所見で疾患を絞りきれていないのに胸・腹部CTを撮影して，画像が診断しました」というのはなんだか敗北感がありました．

悩んだ挙句，結局CTを撮影することにしました．救急外来にもかかわらず，ここまでに2時間以上が経過していたと思います．

症例（つづき）

【腹部CT】（図2）

骨盤腔に径10 cmを越える内部にairを含んだ嚢胞性病変が認められる．腟との連続が確認でき腫大した子宮と考えられる．閉塞機転となるような明らかな腫瘍は指摘できず．

❷ 診断は？ 対応は？

【診断】：#子宮留膿症

> **経過：その後どうなったか**
>
> 産婦人科へコンサルト．
> 腟鏡診では白色腟で分泌物ごく少量，頸部びらんなし．
> 内診で子宮は新生児頭大，圧痛なし，付属器触知なし．
> 経腟エコーでは子宮前傾前屈，内腔に82×105×98 mmのlow echoic massあり．付属器見えず，腹水少量を認めた．
> 12Frネラトンを用いてドレナージを行ったところ悪臭を伴う黄色混濁した液体が550 mL吸引された．培養では*Fusobacterium nucleatum*が同定された．
> 連日のドレナージと抗菌薬投与が行われ，症状は徐々に改善．約1カ月後に本人の希望で自宅へ退院となった．

❸ 子宮留膿症とは

　子宮留膿症は閉経後に多く，年齢が上昇するほどその有病率が上昇します[3)4)]．本邦の報告では60歳以上で産婦人科を受診され子宮腔内を検索できた353例中48例（13.6％）に子宮留膿症を認めており60歳で3.8％であったものが90歳以上になると33.3％に子宮留膿症を認めています．またADLが車いす生活や寝たきりの人で排泄におむつを使用している方ほど有病率が上昇するとされます[3)]．海外の報告でも8年間で入院となった子宮留膿症57例のうち，車いす生活の方が28人（49.1％），寝たきりの方が7人（12.5％）であったと報告されています[4)]．子宮の悪性・良性腫瘍，放射線腟炎，萎縮性腟炎，先天性の構造異常，子宮内のデバイスも本疾患のリスクとなります．

　その主訴は閉経後の不正性器出血（約30〜60％），帯下異常（約40〜50％）ですが，無症状の患者も多く，発熱は6％，下腹部痛は2〜5％と症状としては非常に少ないため，帯下異常や性器出血を訴えない患者ではこの疾患を疑っていないと診断が困難となります[4)]．腹部エコーで腫大した子宮と高エコーな内容物を指摘できると，診断に有用で，CT・MRIで確定診断となります．原因菌として多いのは*Escherichia coli*や*Bacteroides fragilis*で，治療は適切なドレナージと抗菌薬の投与です[3)〜5)]．稀ですが，子宮留膿症が自然破裂して腹膜炎を起こすこともあります（死亡率22.2％）[5)]．

　本症例は，当初の主訴が呼吸困難であったこと，最初の病歴および身体所見でも特異的な症状がなかったこと，ADLが低下しており尿臭も強かったことから「きっと尿路感染症だろう」という先入観をもってしまい，救急で診断をつけるまでに時間がかかってしまいました．救急外来で改めてしつこく問診をしてみると「そういえばアンネ※に茶色いものがついたこともあったかな？」と言ってはくださいましたが，後出しじゃんけんの誘導尋問だったような気がします．

※ アンネは昔，女性用ナプキンやタンポンを製造していた日本の企業．それで月経や生理用品のことを「アンネ」という人がいるそうです（Wikipediaより）

まとめ

　高齢社会になり，プライマリ・ケアの現場では認知症で自分の症状をうまく表現できない患者や，ADLが低下しており，車いす生活や寝たきりの方も多く受診されます．確かにCTなど，画像検査へのアクセスは良くなって，本疾患も容易に見つかる時代になっているのかもしれません．それでも疑っていなければ見つけることはできないでしょう．本稿を読んでくださっている先生方はCTのない環境で勤務されている方も少なくないと思います．本疾患のような腹腔内の膿瘍は特異的な症状が出にくく不明熱の原因になりやすいとされます[6]．発熱で来院する高齢女性で消化器症状も腹部症状も泌尿器症状もないときには，安易に尿路感染症と決めつけずに腹部エコーを当ててみましょう．思いがけない疾患を発見できるかもしれません．

◆ 文　献

1) Gordon LB, et al：Overtreatment of presumed urinary tract infection in older women presenting to the emergency department. J Am Geriatr Soc, 61：788-792, 2013
2) Meister L, et al：History and physical examination plus laboratory testing for the diagnosis of adult female urinary tract infection. Acad Emerg Med, 20：631-645, 2013
3) 赤澤憲治, 他：老年婦人の子宮留膿症―外来統計にみるその特徴―. 日本産科婦人科学雑誌, 43：1539-1545, 1991
4) Lui MW, et al：Clinical significance of pyometra. J Reprod Med, 60：329-332, 2015
5) Uno K, et al：A case report and literature review of spontaneous perforation of pyometra. J Emerg Med, 50：e231-236, 2016
6) Woolery WA & Franco FR：Fever of unknown origin：keys to determining the etiology in older patients. Geriatrics, 59：41-45, 2004

漆谷成悟　Seigo Urushidani

Profile

倉敷中央病院 救命救急センター 救急科
2006年自治医科大学卒業．
地域でも救急でも「困っている患者を一番はじめに診てあげられる」ことを目標に頑張っています．

第3章 診断がつけられなかった症例 ～そのときどう考えたか・どう対応したか，今どう考えるか

6 進行する多発性単神経炎と皮膚所見を認めた症例

神谷尚子

Point
- 血管炎は，まず疑わなければ診断が難しい
- 特異的な臨床検査がない疾患では，病歴と身体所見がより重要である
- 臨床所見から疑われる鑑別疾患は，最後まで除外しない

Keyword 多発性単神経炎　血管炎　結節性多発動脈炎

はじめに

　血管炎症候群の末梢神経障害は，典型的な多発性単神経炎を呈することが多いですが，障害が多臓器に及び，症状・徴候，経過も多彩なため，診断に迷うことが少なくありません．本稿では，組織学的診断が難しかった結節性多発動脈炎の症例について，臨床的診断に重要であったと思われるポイントをご紹介します．

症例

60代男性．
【主訴】下肢のしびれと疼痛，指趾の色調変化．
【現病歴】5年前から両足背外側のしびれを自覚し，腰部脊柱管狭窄症と診断された．4年前に腰部脊柱管狭窄症に対して手術を受けたが，下肢のしびれは改善しなかった．この頃から手の指先にしびれを感じるようになった．2年前から両足趾に点状の紫斑を認めるようになった．2カ月前から右手第2，3指の冷感が出現し，足趾のチアノーゼに気づいた．1カ月前からは，足趾のしびれが出現し，増悪した．2週前からは足関節以遠の疼痛としびれへと症状は拡大し，右第2，3指と足背，足趾に紫斑が出現した．下肢のしびれと疼痛が増悪し歩行困難となったため，精査目的に入院した．過去1カ月で8 kgの体重減少がある．
【既往歴】L3～L5の腰部脊柱管狭窄症，後縦靭帯骨化症，高血圧，脂質異常症．
【生活歴】20～40歳まで20本/日（Brinkman index ＝ 400）の喫煙歴あり．
【入院時身体所見】
　体温36.7℃．脈拍数75/分，整．血圧105/60 mmHg．呼吸数18回/分．眼瞼結膜に蒼白なし，眼球結膜に黄染なし．心音と呼吸音に異常なし．腹部は平坦，軟，圧痛なし．四肢に浮腫なし．足背動脈は左で減弱，両側の後脛骨動脈と膝窩動脈は触知可能である．右第1～5指と左第1・2・

5指末梢に紫斑と紅斑（図1A）を認める．両足背に網状皮斑，両足趾に一部浸潤を触れる紫斑を認める（図1B）．右第1～3指と左第1指，両足趾に冷感あり．両手指の遠位指節間関節から末梢に疼痛を伴うしびれがあり，特に左手で著明である．両手に感覚障害は認めない．足関節より末梢に疼痛を伴うしびれ，触覚・痛覚・振動覚の低下を認める．左膝蓋腱反射と両側アキレス腱反射の減弱を認める．握力は右手で22 kg，左手で9.9 kg．左手関節屈筋群，両側前脛骨筋と腓腹筋に筋力低下（4/5）を認める．

【入院時の検査所見（表1）】

血液検査：赤血球沈降速度（ESR）66 mm/時，CRP 7.42 mg/dLと上昇を認める．IgE 3,437 U/mLと上昇を認める．尿検査：蛋白1＋を認める．心電図：HR 71回/分の洞調律．胸部X線写真：異常は認めない．

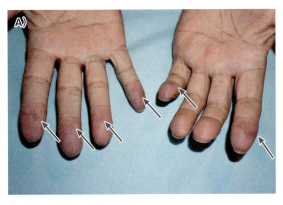
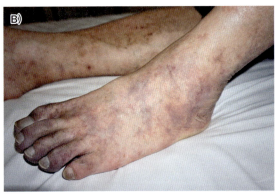

図1 ◆ 入院時の下肢の所見
A）両手指末梢に紫斑（矢印）と紅斑を認める．
B）足背に網状皮斑，足趾に紫斑を認める．

表1 ◆ 入院時の検査所見

血液検査					
WBC	9,800 /μL	LDH	162 U/L	IgE	3,437 U/mL
Neutro	76.4 %	ALP	297 U/L	C3	143 mg/dL
Eosino	3.7 %	γGTP	28 U/L	C4	35 mg/dL
Hb	12.6 g/dL	CPK	198 U/L	CH_{50}	73.4 U/mL
PLT	26.6×10^4 /μL	Na	138 mEq/L	TSH	2.39 μU/mL
D-dimer	0.4 μg/mL	K	4.5 mEq/L	F-T4	1.47 ng/dL
ESR	66 mm/時	Cl	103 mEq/L	CEA	1.4 ng/mL
TP	7.4 g/dL	Ca	9.1 mg/dL	CA19-9	5 U/mL
Alb	3.7 g/dL	P	3.1 mg/dL	HBs抗原	陰性
BUN	16 mg/dL	Glu	115 mg/dL	HBs抗体	陰性
Cr	0.95 mg/dL	HbA1c	5.8 %	HBc抗体	陰性
T-bil	0.62 mg/dL	IgG	1,560 mg/dL	HCV抗体	陰性
AST	15 U/L	IgA	358 mg/dL	RPR	陰性
ALT	10 U/L	IgM	73 mg/dL		

随時尿検査	
Prot	1＋
Glu	（－）
OB	（－）
RBC	1～4個/1視野
WBC	1～4個/1視野

表2 ◆ 多発性単神経炎をきたす疾患

血管炎	結節性多発動脈炎，ANCA関連血管炎（顕微鏡的多発血管炎，多発血管炎性肉芽腫症，好酸球性多発血管炎性肉芽腫症），クリオグロブリン血症，悪性関節リウマチ
全身性免疫性疾患	全身性エリテマトーデス，サルコイドーシス
感染	HIV
代謝性疾患	糖尿病，アミロイドーシス
脱髄性疾患	慢性炎症性脱髄性多発神経炎
その他	腫瘍，薬剤（イソニアジド，抗TNF阻害薬，抗がん剤，プロピルチオウラシルなど）

1 まず何を考えたか

　四肢の左右非対称なしびれ，冷感，疼痛，感覚低下，腱反射の減弱を認め，それぞれの障害部位の発症に時間的なずれがある経過であり，**多発性単神経炎**と判断しました．多発性単神経炎をきたすものとして表2のような疾患があげられますが，網状皮斑，下腿優位の紫斑などの皮膚症状，体重減少といった全身の炎症徴候を伴っていることから血管炎による多発性単神経炎を考えました．めまい，脈拍欠損，視力障害，顎跛行など，大血管の障害を考えるような症状は認めないことから，小型～中型血管を主体とした血管炎である結節性多発動脈炎，ANCA関連血管，クリオグロブリン血症を鑑別疾患としてあげました．

　そのほか鑑別すべき疾患では，冷感を伴うものとして強皮症，皮膚所見から，血栓や塞栓などの血流障害によるものとして抗リン脂質抗体症候群，コレステロール塞栓症，閉塞性動脈硬化症/Burger病，腫瘍塞栓も鑑別疾患として挙げました．

ここがポイント

- 症状・徴候の左右差，症状が徐々に進行する多発性単神経炎と解釈する．
- 多臓器の症状，全身症状を伴う多発性単神経炎の患者では，血管炎を鑑別疾患にあげる．

血管炎を想起させる症候[1]

1. 触れる紫斑の存在
2. 急速進行性糸球体腎炎の存在
3. 若年にもかかわらず中枢神経の虚血症状の存在
4. 説明のつかない末梢神経障害，特に多発性単神経炎
5. 不明熱
6. 多臓器（肝，腎，肺胞出血）障害

❷ 何に困ったか，どう対応したか

　　ANCA関連血管炎では，MPO-ANCAやPR3-ANCAが陽性となることが多く早期診断に有用ですが，陰性例もあります．結節性多発動脈炎はANCA陰性で，特異的な臨床検査がありません．小型〜中型の血管炎の確定診断は，ほとんどの場合で罹患血管の組織検査によってなされますが，病変は非連続性に分布することも多く，1回の生検では特徴的な病理所見が得られない場合があります．本症例では同時に2カ所から皮膚生検を行いましたが，確定診断に至る所見が得られませんでした．それゆえ，考えられうるほかの鑑別疾患を除外し，最終的には臨床所見に重点をおいて判断しました．

 ここがピットフォール
　　血管炎は非連続性に病変が分布し，組織学的証明が困難なことがある．

 ここがポイント
　　臨床的に疑われる疾患は，最後まで除外しない．早期に除外すると見逃しにつながる．

❸ 最終診断と対応は？

　　入院後の検査結果を表3に示します．皮膚硬化，間欠性跛行を認めないことからも，強皮症と閉塞性動脈硬化症は考えにくく，造影CTの結果からはBurger病も否定的でした．HCV抗体は陰性で補体低下もなく，クリオグロブリンも陰性でした．抗リン脂質抗体症候群は，診断基準を満たさず，悪性腫瘍を疑う所見もありませんでした．コレステロール塞栓症の誘因となるカテーテル検査や心血管手術，抗凝固療法などは受けておらず，皮膚生検で血管内にコレステ

表3 ◆ 入院後の検査結果

抗核抗体	80倍	LA因子	陰性	心エコー検査	心機能に異常はなく，疣贅は認めない．
抗Scl-70抗体	1.0 U/mL	抗カルジオライピンIgG	<8.0 U/mL	神経伝導速度検査	上下肢とも感覚線維優位の伝導低下を認める．
抗RNP抗体（ELISA）	2.0 U/mL 未満	抗CLβ2GPI抗体	<0.7 U/mL	頸部〜下肢造影CTと下肢3DCT検査	胸部と腹部に腫瘤性病変は認めない．両側下肢動脈は下腿3分岐以降まで明瞭に描出され，造影欠損はなく塞栓子も認めない．血管周囲に炎症を疑う造影増強効果は認めない．
抗セントロメア抗体	<2.0 U/mL	クリオグロブリン定性	陰性		
MPO-ANCA	<1.0 U/mL	Tスポット	陰性	下肢血管3DCT検査（初回の下肢3DCTから18日後に足関節のみ再検）	左足背動脈の描出が不良．血管周囲の明らかな炎症所見は認めない．
PR3-ANCA	<1.0 U/mL			全脳MRI検査	大脳深部白質に多発性陳旧性梗塞〜非特異的虚血性変化を認める．MRAで主要脳動脈の描出は保たれ，脳動脈瘤は認めない．

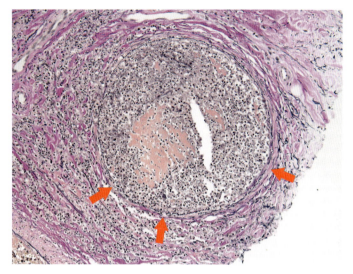

図2 ◆ 皮膚病理所見〔エラスチカ・ワンギーソン（Elastica van Gieson）染色〕
深層の動脈の一部に内弾性板の断裂（矢印）を認め，炎症細胞を含む血栓を認める．

リン結晶は認めませんでした．

　皮膚生検で血管壁自体にフィブリノイド壊死の所見はなく，病理学的に確定診断には至りませんでした．しかし，深部動脈の一部に内弾性板の断裂があり動脈炎を疑う所見（図2）を認めました．厚生労働省の調査研究班による結節性多発動脈炎の診断基準[2]は満たしていませんでしたが，米国リウマチ学会による診断基準[3]（感度82％，特異度87％）では，10項目のうち3項目以上満たすものを結節性多発動脈炎と診断し，本症例では，① 4 kg以上の体重減少，② 四肢または体幹の網状皮斑，③ 筋痛・筋力低下・下肢の圧痛，④ 多発神経炎または多発性単神経炎の4項目を満たしていました．臨床所見が矛盾しないこと，皮膚生検で動脈炎を疑う所見があること，他の鑑別疾患の可能性を示す所見がないことから結節性多発動脈炎が強く示唆され，進行する症状から治療開始の緊急性が高いと考え，**結節性多発動脈炎**と診断しました．

 ここがポイント
　鑑別すべき疾患を除外することは，診断に結びつく．

経過：その後どうなったか
　入院後は多発性単神経炎による症状，足趾の紫斑から壊死が進行し，早期の治療開始が望まれました．アレルギー・膠原病科に転科となり，メチルプレドニゾロン1,000 mg/日によるステロイドパルス療法の後，プレドニゾロンが1 mg/kg/日で導入され，エンドキサンパルス療法も併用されました．治療開始後，神経と皮膚症状はともに改善を認め，既往の腰部脊柱管狭窄症および後縦靭帯

骨化症の合併による指趾のしびれは治療開始前の1割程度は残りましたが，4点杖歩行が可能となり退院されました．

④ 本症例についての考察

　　　　結節性多発動脈炎は，主要症候と組織所見で確定診断がなされるため，確かな病理所見が得られないと診断が困難になります．障害を認める組織からの生検が有用とされ，本症例では末梢神経と皮膚のうち，より低侵襲の皮膚生検を選択しました．

　　血管炎で皮膚生検に適している部位は，活動性の炎症が存在する紫斑部位，網状皮斑では環状の中央部（網目状の発赤部ではなく，中央の白色調の部位），潰瘍のない部位とされており[4]，皮下組織や筋膜まで深く検体を採取すること，2カ所採取することで，皮膚生検による結節性多発動脈炎の組織診断率は高くなります．皮膚生検による確定診断が難しい場合には，神経生検（主に腓腹神経）が有用であり，筋生検を同時に施行することで血管炎の診断率が上昇するため[5,6]，可能なときは考慮してよいでしょう．

◆ しびれを訴える患者への対応

　　　　症状や分布から障害部位を推測し，突然起きたのか，急性，亜急性，慢性の経過なのかといった発症様式により，病因を絞り込むことができます．神経学的所見は医療者側の技術や判断に個人差が出るため，神経学的所見だけでなく，問診にも重点をおきます．

◆ 困ったときにどうするか，注意したいこと

　　　　初診時に疾患の全体像がつかめない場合，いくつかの鍵となる臨床所見があるにもかかわらず確定診断にいたらない状況に遭遇することがあります．症状が軽いときは経過観察も可能ですが，重篤な臓器障害が生じるまで，または特定の検査値が異常を示すまで待ったりするのではなく，臨床経過より疑わしい場合は最後まで鑑別から外さず，専門医へのコンサルテーションを躊躇しないようにします．

◆ しびれを訴える患者の医療面接上のポイント

　　　　私は問診の基本であるLQQTSFAの7項目（表4）をもれなく聴取するよう心がけています．症状を時間経過に沿って整理することで明らかになる病態があります．検査や診察手技以前に問診が重要であることを忘れないようにしています．

表4 ◆ 問診の基本7項目：LQQTSFA

L	Location	部位
Q	Quality	性質
Q	Quantity	量
T	Timing	時間経過
S	Setting	状況
F	Factors	増悪・寛解因子
A	Associated manifestations	随伴症状

まとめ

典型的経過で診断しやすい症例もあれば，非典型的で診断に難渋する症例もあります．多彩な症状を認める場合，診断に行き詰まった場合には，遠回りのように思えるかもしれない丁寧な病歴聴取と診察をくり返すことが診断への近道になります．そこから拾い上げられたすべての症状と徴候が1つの疾患に集束するときには，正診の可能性が高いと言えます．

◆ 文献

1）「ティアニー先生の臨床入門」（Lawrence M.Tierney/著，松村正巳/訳），医学書院，p96，2010
2）「血管炎症候群の診療ガイドライン」（日本循環器学会，他），p1295，2008
http://www.j-circ.or.jp/guideline/pdf/JCS2008_ozaki_h.pdf
3）Lightfoot RW Jr, et al：The American College of Rheumatology 1990 criteria for the classification of polyarteritis nodosa. Arthritis Rheum, 33：1088-1093, 1990
4）Chen KR & Carlson JA：Clinical approach to cutaneous vasculitis. Am J Clin Dermatol, 9：71-92, 2008
5）Said G & Lacroix C：Primary and secondary vasculitic neuropathy. J Neurol, 252：633-641, 2005
6）Vrancken AF, et al：The additional yield of combined nerve/muscle biopsy in vasculitic neuropathy. Eur J Neurol, 18：49-58, 2011

神谷尚子 Naoko Kamiya **Profile**

自治医科大学 地域医療学センター 総合診療部門
2007年に自治医科大学を卒業後，地域の病院や診療所で総合診療に携わり，2017年から現在の職場で勤務しています．子育てと仕事を何とか両立しながら，適切な診療をめざし日々勉強中です．

第3章 診断がつけられなかった症例 〜そのときどう考えたか・どう対応したか，今どう考えるか

7 Walk inで受診した壊死性筋膜炎の症例

鈴木貴之

Point
- 病初期のLRINECスコアで壊死性筋膜炎を除外しない
- CTで筋膜のガス像がなくても壊死性筋膜炎を除外しない
- 時間単位で悪化する皮膚所見や全身状態の経過から壊死性筋膜炎を疑ったら，外科医と感染症科医にただちにコンサルトする

Keyword 壊死性筋膜炎　LRINECスコア　A群連鎖球菌

症例

ADLの自立した80代女性．発作性心房細動（$CHADS_2$ 3点）に対してダビガトランを約1年間内服している．来院前日に重い荷物を持ち上げた後から右前胸部痛が出現した．翌日になっても右前胸部痛が改善しないため，当院救急外来を受診した．来院時のバイタルサインは，血圧104/68 mmHg，脈拍100回/分，呼吸数18回/分，体温36.5℃．血液検査，心電図や経胸壁心臓超音波検査で，急性冠症候群の可能性は除外された．右前胸部から側胸部に発赤，腫脹，熱感があり（図A），精査目的に内科外来を紹介された．

1 まず何を考えたか

内科外来の初診医は抗凝固薬を内服中であったことや，右前胸部痛が出現したのが荷物を持ち上げた後であったことを踏まえ，皮下血腫や筋肉内血腫の可能性が高いと考えました．前胸部の発赤が右肩近傍まで拡大し，紫斑も出現していたため，皮下血腫の経過観察目的に内科に緊急入院としました．

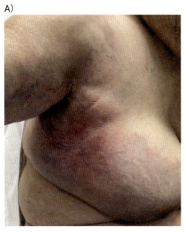 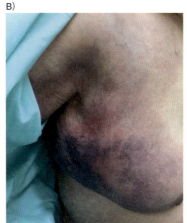 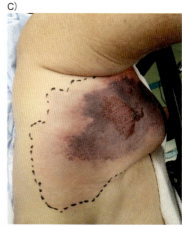

図◆皮膚所見の変化
A）内科外来受診時．
B）3時間後．
C）4時間後．

❷ 何に困ったか，どう対応したか

ここまでの経過は何の変哲もない症例のように見えますが，事態は急展開します．

症例（つづき）

内科外来を受診して3時間後，外来処置室で待機中に悪心や顔色不良が出現した．急変時バイタルサインは，血圧70/42 mmHg，脈拍96回/分，呼吸数26回/分，体温37.6℃，意識はGlasgow Coma ScaleでE4V5M6．右前胸部から側胸部の発赤，紫斑は血疱を伴い右肩から前頸部まで拡大し（図B），発赤範囲外の正常に見える皮膚にも顕著な圧痛が出現した．敗血症が疑われ，感染症科にコンサルトされた．

時間単位で拡大する皮膚の発赤，紫斑や血疱があること，発赤範囲外の皮膚にも圧痛があること，全身状態がきわめて不良であることから，壊死性筋膜炎の可能性が高いと考えました．ここまで情報が出揃えば診断は難しくないのですが，救急外来や内科外来を受診した病初期の段階で上記の経過を辿ることが想像できたでしょうか．

壊死性筋膜炎は経過がとても速く，往々にして壊死性筋膜炎の特徴が揃った頃には"時すでに遅し"となってしまいます．早期診断が重要であることは言うまでもないのですが，本症例では早期診断の妨げとなった病歴がありました．抗凝固薬を内服していた患者が重い荷物を持ち上げた後に紫斑が出現したら，皮下血腫を想像する方が多いと思われます．ただし本症例で内服していたダビガトランの添付文書[1]では皮下出血の副作用は3.1％と比較的稀であり，重いものを持ち上げただけで体幹部に皮下血腫が形成されるかは不明です．また，発赤が出現したのが体幹部だったことも壊死性筋膜炎の診断を難しくさせていた可能性があります．実際に

は体のどの皮膚軟部組織であっても壊死性筋膜炎を発症しえますが，体幹部の壊死性筋膜炎の頻度は壊死性筋膜炎全体の20～26％[2)3)]であることから，壊死性筋膜炎そのものの頻度を考えると，体幹部の皮膚発赤を見た際に壊死性筋膜炎を想定すること自体が容易ではないかもしれません．

③ 診断は？ 対応は？

　　血液培養2セットを採取し，タゾバクタム・ピペラシリン初回4.5 g（腎機能判明後に1回2.25 g 6時間ごとに減量）＋バンコマイシン初回1 g（血中濃度，腎機能により調整）＋クリンダマイシン1回600 mg 8時間ごとの投与を開始しました．乳腺外科，整形外科にコンサルトし，緊急で右乳房切除術を含む広範なデブリドマンが行われました．筋膜の迅速病理検査では筋膜に好中球主体の炎症細胞浸潤と菌体を認めました．グラム染色では連鎖状グラム陽性球菌を多数認め，A群連鎖球菌（group A Streptococcus：GAS）迅速診断キットが陽性でした．以上より**GAS**による**壊死性筋膜炎**と診断しました．

経過：その後どうなったか

　　術後はICUに入室しましたが，ノルアドレナリン0.2 γ，バソプレシン0.025単位/分でも平均動脈圧65 mmHgを保てず，残念ながら術後1日目に永眠されました．血液培養2セット，筋膜培養のいずれからもGASが検出されました．

④ 本症例についての考察

　　入院当日の広範なデブリドマンにもかかわらず救命に至らなかったのは，壊死性筋膜炎が想定されたときには，"時すでに遅し"であったからと考えます．それではどの時点で壊死性筋膜炎に気づくことができればよかったのでしょうか．

　　壊死性筋膜炎を診断する一助として，**LRINEC**（laboratory risk indicator for necrotizing fasciitis）スコア（**表1**）というものがあります[4)]．このスコアはCRP，白血球数，ヘモグロビン，血清ナトリウム濃度，血清クレアチニン，血糖の6項目で構成されており，13点中6点以上であれば，壊死性筋膜炎56名，コントロール群（重症蜂窩織炎または膿瘍）84名のコホートでは陽性的中率92.0％，陰性的中率96.0％で壊死性筋膜炎を予測できたと報告されています．ただしLRINECスコア0点の壊死性筋膜炎の症例[5)]も報告されており，最近のメタアナリシス[6)]では壊死性筋膜炎を予測するのにLRINECスコア6点以上だと感度68.2％，特異度84.8％と報告されておりますので，**6点未満でも壊死性筋膜炎の可能性は除外できない**ことがわかります．実際，本症例の内科外来初診時のLRINECスコアは2点であり，慢性腎臓病に起因する血清クレアチニン高値のみ項目を満たしました．感染症科が介入した時点ではLRINECスコア6点に上昇しておりましたが，この時点では臨床経過から壊死性筋膜炎の可能性が高い

表1 ◆ LRINECスコア

変数		スコア
CRP	＜15 mg/dL	0
	≧15 mg/dL	4
白血球数	＜15,000/μL	0
	15,000〜25,000/μL	1
	＞25,000/μL	2
ヘモグロビン	＞13.5 g/dL	0
	11〜13.5 g/dL	1
	＜11 g/dL	2
血清ナトリウム濃度	≧135 mmol/L	0
	＜135 mmol/L	2
血清クレアチニン	≦141 μmol/L	0
	＞141 μmol/L	2
血糖	≦10 mmol/L	0
	＞10 mmol/L	1

血清クレアチニン141 μmol/Lは1.6 mg/dL，
血糖10 mmol/Lは180 mg/dLに相当する．
（文献4より引用）

状況で，救命にも至りませんでした．**病初期のLRINECスコアを過度に信頼すると壊死性筋膜炎を見逃し，救命のチャンスを逃すことになりうる**ということは肝に命じておいたほうがよいでしょう．

また壊死性筋膜炎が疑われた症例でCTがオーダーされることがよくあり，実は本症例でもCTが撮影されておりました．CTでは右腋窩から右側胸部にかけての脂肪織濃度上昇を認めたものの，筋膜のガス像はありませんでした．筋膜のガス像があれば壊死性筋膜炎の可能性は高まります[6]が，この所見がなくても壊死性筋膜炎は除外できません．本症例において上記のCT所見は皮下血腫よりも皮膚軟部組織感染症が考えやすいという情報は提供したかもしれませんが，壊死性筋膜炎を早期に診断することには寄与しなかったと考えます．

LRINECスコアが低くても，CTで筋膜ガス像がなくても，臨床経過から壊死性筋膜炎が考えられるのであれば，デブリドマンや筋膜生検に関して外科医と相談するべきです．そして切開後の濁った浸出液（dishwater）や筋膜のグラム染色をし，壊死性筋膜炎の診断や治療をすばやく行う必要があります．本症例で壊死性筋膜炎を早期に診断するためには，**皮下血腫のみでは説明困難な皮膚所見を見逃さず，皮膚発赤範囲のマーキングを行うこと，時間単位で進行するバイタルサインの悪化を注意深く確認する**必要がありました．

ここがポイント

病初期のLRINECスコアのみで壊死性筋膜炎を除外せず，時間単位で悪化する皮膚所見や全身状態の経過から壊死性筋膜炎を疑い，経験のある外科医と感染症科医にコンサルトしましょう．

なお，本症例では表皮の裂創がなく細菌の侵入門戸がはっきりしませんでした．一般的にGASによる壊死性筋膜炎の約50％は明らかな細菌の侵入門戸がないにもかかわらず，筋挫傷や打撲といった非穿通性外傷の深部組織でGAS感染症がはじまると報告されています[7]（鼻咽頭のGASが一過性に菌血症を起こして，非穿通性外傷の深部組織に感染すると推測されています）．この場合，病初期には表皮に紅斑などの皮膚所見は出現せず，深部組織ではじまったGAS感染症が筋膜に沿うだけでなく表皮方向に進展しますので，血疱を形成する頃にはすでに病態が進行しており，誤診や診断の遅れにつながりやすいと考えられています[7]．実際に，本症例でも筋肉内・皮下血腫の部位には明らかな表皮の創傷はありませんでした．非穿通性外傷でも壊死性筋膜炎が生じうることを意識しておくべきだと考えます．

◆壊死性筋膜炎への対応

蜂窩織炎を疑う患者では，必ず壊死性筋膜炎の可能性がないか注意すべきです．また鬱滞性皮膚炎，深部静脈血栓症，壊疽性膿皮症，化膿性筋炎や皮下血腫などの誤診もありうるため，これらの疾患を疑う際にも壊死性筋膜炎との鑑別が必要です．皮膚所見の割に全身状態が悪い，皮膚の発赤が急速に拡大する，皮膚の発赤範囲外にも圧痛がある，血疱を伴うといった所見があれば，壊死性筋膜炎を積極的に考える必要があります．壊死性筋膜炎を疑ったら，血液培養を採取して抗菌薬〔タゾバクタム・ピペラシリン（またはメロペネム）＋バンコマイシン＋クリンダマイシン〕を直ちに投与すると同時に，外科医にデブリドマンを依頼します．

◆困ったときにどう対応するか，注意したいこと

壊死性筋膜炎の診断が明らかなケースではデブリドマンを行うか迷うことはありませんが，問題なのは蜂窩織炎か壊死性筋膜炎か判別が難しい状況です．壊死性筋膜炎における身体所見や各種検査所見の診断特性を表2に示します[6]．前述の通り，LRINECスコアのみで壊死性筋膜炎の可能性を除外することはできません．CTも所見があれば診断に有用ですが，所見がないからといって壊死性筋膜炎を除外することができないため，CTを撮影することにより診断や治療の遅れにつながらないように注意するべきです．判別が難しい状況では筋膜生検を行い，① 肉眼的な所見（dishwaterの流出がないか，筋膜への血流が保たれているか）の確認，② 病理学的迅速診断，③ 筋膜組織のグラム染色の確認などを行うことで，壊死性筋膜炎を早期に診断するよう，迅速に対応する必要があります．

◆医療面接上のポイント

くり返しになりますが，**皮膚所見の時間経過やバイタルサインを含めた全身状態の悪さに気づくことが，早期診断の第一歩となります**．表2のごとく壊死性筋膜炎における発熱の感度は低く[6]，診断のピットフォールとなりえます．特に，NSAIDsを内服している患者の壊死性筋

表2 ◆ 身体所見と各種検査所見の診断特性

	コホート数 （患者数）	感度 （95%信頼区間）	特異度 （95%信頼区間）	オッズ比 （95%信頼区間）	陽性尤度比 （95%信頼区間）	陰性尤度比 （95%信頼区間）
身体所見						
発熱	4 (647)	46.0 (38.9 – 53.2)	77.0 (59.7 – 88.1)	2.81 (1.34 – 5.88)	1.98 (1.12 – 3.51)	0.70 (0.59 – 0.84)
血疱	5 (951)	25.2 (12.8 – 43.7)	95.8 (87.3 – 98.7)	7.64 (3.81 – 15.32)	5.97 (2.89 – 12.32)	0.78 (0.66 – 0.93)
血圧低下	6 (1,014)	21.0 (9.4 – 40.4)	97.7 (91.4 – 99.4)	11.38 (5.00 – 25.90)	9.20 (3.87 – 21.86)	0.81 (0.68 – 0.96)
画像検査						
単純X線写真	4 (478)	48.9 (24.9 – 73.4)	94.0 (63.8 – 99.3)	15.03 (3.69 – 61.22)	8.17 (1.61 – 41.47)	0.54 (0.36 – 0.82)
CT （筋膜ガス像のみ）	7 (787)	88.5 (55.5 – 97.9)	93.3 (80.8 – 97.9)	107.64 (12.32 – 940.18)	13.27 (4.24 – 41.50)	0.12 (0.03 – 0.62)
CT （筋膜浮腫，筋膜の造影効果，または筋膜ガス像）	6 (700)	94.3 (81.2 – 98.5)	76.6 (21.3 – 97.5)	54.29 (5.51 – 534.73)	4.04 (0.62 – 26.47)	0.07 (0.02 – 0.24)
LRINECスコア						
≧6点	14 (4,339)	68.2 (51.4 – 81.3)	84.8 (75.8 – 90.9)	11.95 (5.32 – 26.83)	4.49 (2.74 – 7.35)	0.38 (0.24 – 0.60)
≧8点	9 (1,905)	40.8 (28.6 – 54.2)	94.9 (89.4 – 97.6)	12.71 (4.71 – 34.28)	7.94 (3.44 – 18.32)	0.62 (0.50 – 0.78)

（文献6より引用）

膜炎や *Clostridium sordellii* による壊死性筋膜炎では発熱しないことがあるため，診断の遅れにつながりやすいとされています[7]．皮膚所見の割に強い疼痛は壊死性筋膜炎を疑うきっかけの1つですが，外傷や手術が契機となった壊死性筋膜炎では，疼痛が外傷や手術自体によるものと解釈されやすく，診断の遅れにつながりえます．またNSAIDs内服中の患者や糖尿病性神経障害のある患者では疼痛が減弱または消失することがあります．本症例のように病初期のLRINECスコアが低い場合もピットフォールになります．上記のピットフォールを理解しつつ，皮膚所見の時間経過や全身状態不良といった基本的な事項を見逃さないことが，診断の遅れを防ぐために重要と考えます．

【本症例は論文投稿を準備中であり，本質が損なわれない範囲において実際の経過を改変して記載しました．】

◆ 文 献

1）プラザキサ® カプセル添付文書
http://www.info.pmda.go.jp/downfiles/ph/PDF/650168_3339001M1024_1_12.pdf
2）Wong CH, et al：Necrotizing fasciitis: clinical presentation, microbiology, and determinants of mortality. J Bone Joint Surg Am, 85-A：1454-1460, 2003

3) Bernal NP, et al：Trends in 393 necrotizing acute soft tissue infection patients 2000-2008. Burns, 38：252-260, 2012
4) Wong CH, et al：The LRINEC (Laboratory Risk Indicator for Necrotizing Fasciitis) score: a tool for distinguishing necrotizing fasciitis from other soft tissue infections. Crit Care Med, 32：1535-1541, 2004
5) Wilson MP & Schneir AB：A case of necrotizing fasciitis with a LRINEC score of zero: clinical suspicion should trump scoring systems. J Emerg Med, 44：928-931, 2013
6) Fernando SM, et al：Necrotizing Soft Tissue Infection: Diagnostic Accuracy of Physical Examination, Imaging, and LRINEC Score: A Systematic Review and Meta-Analysis. Ann Surg, doi: 10.1097/SLA.0000000000002774, 2018
7) Stevens DL & Bryant AE：Necrotizing Soft-Tissue Infections. N Engl J Med, 377：2253-2265, 2017

Profile

鈴木貴之　Takayuki Suzuki
自治医科大学附属病院 感染症科
専門：内科，感染症
感染症だけでなく非感染症も含めて幅広い視点で診察できる内科医になりたい方には，とても勉強しやすい環境だと思います．ご興味のある方はお気軽に見学に来てください．

第 4 章

正しい診断を導くために
～これからの診断学

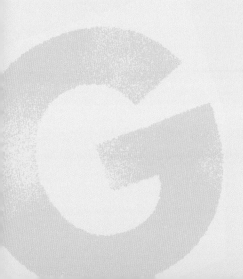

第4章 正しい診断を導くために ～これからの診断学

1 診断思考プロセスのピットフォールを知る

山本 祐

Point
- 診断推論プロセスには，結論へ向かって跳躍しようとする速い思考のsystem 1（直観的思考）と，段階的に手順を踏んで論理的に考えようとする遅い思考のsystem 2（分析的思考）とが存在します
- system 1もsystem 2も短所と長所を有しており，どちらも診断精度については同等です
- 診断エラーはcommon medical problemであり，知識や技術の不足よりも，むしろ思考プロセスに影響を及ぼすシステム要因と認知心理的要因とが複雑に絡み合って生じるものです

Keyword 診断推論プロセス　二重プロセス理論　System 1（直観的思考）　System 2（分析的思考）　診断エラー

はじめに

　医療機関を訪れた患者に対して「この人の健康問題はいったい何だろうか？」という問いを立て，その健康問題を明らかにしようとして私たちの診断推論思考プロセスは進んでいきます．すべての医師は適切なマネジメントにつながる正しい診断に至ろうと努力しており，診断でつまずきたいと思いながら診療している者は誰一人として存在しません．しかしながら，診断エラーを一度も経験したことがないという医師は，はたしてどのくらい存在するのでしょうか？
　本稿では，はじめに医師の診断推論プロセスの特徴を概説します．引き続いて，私たちが対峙すべき課題である診断エラーに関して，定義，頻度および診断エラーをもたらす要因についてそれぞれ解説します．

1 診断推論のプロセス

1) 診断へ向かう思考プロセス

　適切なマネジメントへとつながる正しい診断に至ろうとする思考過程には5つのステップが存在しています．その5つとは① 診断仮説の生成，② 診断仮説の調整，③ 診断検査の使用と解釈，④ 因果推論，そして⑤ 診断の検証です[1]．

私たちは目の前の患者がもつ病の物語から医療面接，身体診察および諸検査を用いて情報収集し，臨床状況を鑑みて考えられる診断仮説をまず生成します．次に，この診断仮説に基づいて患者に対して再び検査（ここでの検査とは確率を変動させうる医療面接，身体診察，検体・画像検査をすべて含む）を行って情報収集し，得られた情報から診断の確率を上下に変化させていくことをくり返していきます．この診断確率を変化させている最中に，想起した診断仮説と患者のもつ情報との因果関係を考え，最も可能性が高いと思われる診断仮説を選択します．最終的にその診断で患者の状況が説明可能であるか，合致しない点はない（またはかなり少ない）と言えるのだろうかを検証し，検証に十分耐えうる仮説を診断として決定するのです．

　この思考過程は，単に疾患に対する知識のみが関与するわけではありません．医師各個人のこれまでの経験やバックグラウンド，そして，患者を診療している地域・季節・時間帯・セッティングなどの要素からの影響を大いに受けているのです[2]．

2） 二重プロセス理論（dual process theory）と診断推論

a） 二重プロセス理論

　診断に向かう思考プロセスについて前述しましたが，皆さんの診断思考過程を思い起こしていただくと，常に意識的に段階を踏んで診断を考えているわけではないことに気がつかれたのではないでしょうか．私たちは日常の大部分を無意識的に過ごしており，診断推論プロセスにおいても無意識的な推論が大部分を占めています．つまり，意識的な診断推論と，無意識的な診断推論とが併存しているのです．

　人間の思考には無意識的な「速い思考」のsystem 1（＝直観的思考）と，意識的な「遅い思考」のsystem 2（＝分析的思考）の2つが存在しています．これは，**二重プロセス理論（dual process theory）**として提唱された認知心理学的な考えであり，心理学者のダニエル・カーネマン（Daniel Kahneman）がこの理論を行動経済学の分野に応用した功績で2002年にノーベル経済学賞を受賞したことで広く認識されました．そして現在，私たち臨床医の思考過程にもこの理論の応用が広がっています．

b） system 1（直観的思考）の特徴

　自分ではなかなか診断にたどり着けなかった患者を，指導医があっという間に診断してみせたという経験を皆さんもおもちではないでしょうか．このとき指導医は，ある疾患の典型像と患者の病歴・身体所見・検査結果が類似していることを見出してパターン認識を行ったり，自身のこれまでの経験知を用いて潜在意識下に思考の近道をたどって診断に至るヒューリスティクス（経験則）を利用したりしています．このように，熟練した医師が適切に使用するsystem 1は，無意識，迅速，かつ効率的で正しい診断に至る可能性が高い思考なのです．

　一方で，system 1には短所も存在します．それは，診断思考過程の5つのステップにおいては診断仮説の生成からいきなり最終診断へとジャンプしている状況のため，私たちの本能，感情，過剰な学習および文化的背景が影響して思考過程に歪みを生じさせる**認知バイアス**の影響を受けた場合，診断エラーを起こしやすくなるという点です[3][4]．また，初学者が用いた場合にはパターン認識やヒューリスティクスを適切に用いることが難しく，結果としてうまく診断にたどり着けない事態に陥ってしまいます．

表1 ◆ System 1とSystem 2の特徴

	System 1（直観的思考）	System 2（分析的思考）
思考プロセス	パターン認識 ヒューリスティクス（経験則） 一発診断（snap diagnosis） 無意識	仮説演繹・鑑別診断リスト 系統的アプローチ（解剖学的・病因的） アルゴリズム 網羅的診断 意識的
対象疾患	コモンディジーズ	稀な疾患
時間	迅速	時間がかかる
短所	認知バイアスの影響を受ける恐れがある 初学者はエラーを起こしやすい	多くの知識が必要 医療コストが増大する恐れがある

（文献5より引用）

c）system 2（分析的思考）の特徴

意識的に行うsystem 2の方法論には，プロブレムリストに基づく鑑別診断リストの活用，解剖学的に症状の部位にある臓器と病因との2軸で考える系統的アプローチ，所見のある・なしで次の手立てを考えるアルゴリズム，特定の状況を説明可能な疾患をセットにしたフレームワークなどがあります．これらは網羅的に診断の可能性を考え，診断への5つのステップを着実に踏むため，初学者でも疾患の見落としが少なくなり，バイアスの影響を受けにくくなる特徴があります．

しかしながら，多くの疾患をあげるだけの知識を要し，診断までの思考の時間は長くなる傾向があります．また，あげた疾患に対して検査を実施する際に，患者の身体的・金銭的負担が増える恐れもあります．時間的制約がある外来診療や救急対応の場面では用いにくいかもしれません．

d）診断推論プロセスのまとめ

現在，認知心理学的な二重プロセス理論を用いた診断推論プロセスに対する説明は広く受け入れられつつあります．system 1とsystem 2の思考プロセスの特徴を表1に示しました[5]．私たちは思考の大部分をsystem 1で行っており，多くの場合とてもうまくいっていますが，常にうまく作動する思考ではありません．このため，system 2での思考を適宜組合わせていくことが必要になります．

 ここがポイント

診断推論プロセスは，患者のもつ物語からの情報収集にはじまり，無意識的な**system 1（直観的思考）**と意識的な**system 2（分析的思考）**とを用いながら最終的な診断へと向かって進行していきます．system 1は迅速かつ強力な勢いで結論に到達しようとするため，タイミングを計り制御系であるsystem 2で時間をかけて分析することが重要です．

> **Mark. L. Graber らの定義**
>
> - **診断の見逃し（missed diagnosis）**
>   例）患者は肺炎に罹患しているが，罹患していないと診断した．
>
> - **診断の間違い（wrong diagnosis）**
>   例）患者は肺炎だが，急性腎盂腎炎という別な疾患であると診断した．
>
> - **診断の遅れ（delayed diagnosis）**
>   例）胸部X線で肺炎があったが，撮影日に誰も確認せず患者は帰宅し，結果確認が翌日になった．

> **全米医学アカデミーの定義**
>
> 患者の健康問題について正確で適時な解釈がなされないこと，
> もしくは，その説明が患者になされないこと．

図◆診断エラーの定義

❷ 診断推論プロセスのつまずき 〜診断エラーの問題

　診断推論プロセスを展開して正しい診断に至ることを考える際，その対岸にある診断プロセスのつまずき，すなわち**診断エラー**の問題を避けて通ることはできません．全米医学アカデミー（The National Academy of Medicine，旧米国 Institute of Medicine）が1999年に発表した「To err is human：Building a Safer Health System（過ちは人の常：より安全なヘルスケアシステムの構築に向けて）」は現在の患者安全の基本となる考えであり，「診断エラーは起きうるものである」という認識が私たちには必要です．ここでは診断エラーについて，定義，頻度およびどのようなときに私たちは診断エラーを起こしやすいのかについて解説します．

1） 診断エラーとは

a） 定義

　診断エラーに関する定義は複数存在しています．代表的なものは，Mark. L. Graberらによる「**診断の見逃し（missed diagnosis）**」「**診断の間違い（wrong diagnosis）**」「**診断の遅れ（delayed diagnosis）**」の3つから成るもの[6]と，全米医学アカデミーが提示した「**患者の健康問題について正確で適時な解釈がなされないこと，もしくは，その説明が患者になされないこと**」[7]の2つです（図）．

　前者にあげられている3つは明確に区別することは難しく，重複する事例も見受けられます．また，適時に診断ができず診断に遅れをきたしたか否かの判断は，診断エラー研究の多くが後方視的であり，後知恵バイアスが働くことから難しいと考えられています．

b) 疫学

　日本において，診断エラーの頻度は明らかにはされてはいません．諸外国においては，米国で剖検例を後方視的に解析した約25年前のデータでは10〜15％の診断エラーが存在すると報告されていました[6]が，検査機器の進歩によりその頻度は減じている可能性があります．最近の調査によると，外来診療の場面で1年間のうちに約5％の米国の成人患者が診断エラーを経験するとされています[8]．また，マレーシアのプライマリ・ケア診療所における横断的研究では，診断エラーの有病率は3.6％と報告されています[9]．

　しかしながら，診断エラーに関する研究データは総じて不足しており，これらの報告が過小評価である点は否めません．なぜならば，米国の外来患者における医療過誤請求の第1位は診断エラーであり，入手可能なデータから作成された全米医学アカデミーの報告書[7]では，診断エラーはほとんどすべての人が生涯のうちに経験すると記載されているためです．

> **ここがポイント**
>
> 　診断エラーは「見逃し（missed diagnosis）」「間違い（wrong diagnosis）」「遅れ（delayed diagnosis）」の3カテゴリーから成るが，互いに重複も認められます．また，医師自身の問題だけではなく，患者との適切なコミュニケーションの欠如も含めた概念です．そして，私たちの想像以上に診断エラーはcommon medical problemであり，いつでも遭遇しうるものであると認識する必要があります．

2）診断エラーを引き起こす要因

a）診断エラー要因

　診断推論プロセスがうまくいかなかったときに，自身の知識や技術の不足を理由に挙げてしまうことは少なくありません．しかし，振り返ると患者の疾患がきわめて稀なものであったことや，想像もつかないような表現型であったことは非常に少なく，むしろ疾患は知っているのに「あっ，しまった！」と思うようなエピソードがほとんどを占めているのではないでしょうか．では，いったいなぜそのようなエピソードが生じてしまったのでしょう？

　米国の5つの大規模病院で発生した診断エラー症例を解析した研究[6]によると，診断エラーが生じた100例のうち，誰が診ても避けるのは難しいと判断されたものはわずかに7例のみでした．残りの93例の内訳は，システム要因のみに起因するものが19例，認知心理的要因のみに起因するものが28例，システムと認知心理の両要因が関与しているものが46例でした．特筆すべきは，すべての診断エラー要因のうち，知識・技術の不足はなんとわずか約2％にすぎなかったということです．

b）システム要因と認知心理的要因

　前述の通り，診断エラー要因は**システム要因**と**認知心理的要因**の2つに大別することができます（表2）．

　システム要因には医師個人によるものと，労働環境に起因するものがあります．短時間で多

表2 ◆ 代表的なシステム要因と認知心理的要因

システム要因	認知心理的要因	
	情報収集の誤り	情報統合の誤り
【医師】 ストレスや疲労 労務過多や時間不足	不完全な病歴聴取や身体診察 有用な情報の見落とし 過度のデータ収集	【有病率見積もりに影響】 代表性 base-rate neglect
【環境】 人手不足や不適切な人員配置 劣悪な労働環境 職員からの圧力・懲罰 診断設備・情報参照手段の不足	他者の得た病歴や診察への過度の依存 情報提示のされ方による誤認	【推論プロセスに影響】 利用可能性バイアス アンカリング 確証バイアス 早期閉鎖

くの患者を診療しなければならない外来や救急の現場は，まさに時間的制約とともに疲労やストレスが蓄積しやすい場であり，診断エラーが発生しやすい場でもあります．また，診断に必要な設備がない，あるいはメンテナンス中であったり，検査機器のキャリブレーションが行われていなかったりすることなどもここに含まれます．

認知心理的要因は，主に情報収集過程に影響するものと，得られた情報を統合・解釈する段階に影響するものに分類できます．前者には，患者のもつ物語からきちんと情報を得る必要があるにもかかわらず不完全な段階でやめてしまうこと，反対に情報を集めすぎたがゆえに何が重要か判断できなくなること，紹介受診やコンサルテーションで他の医師から与えられた情報を鵜呑みにしてしまうこと，などが含まれます．

情報統合に影響する認知心理的要因は**反応への認知的傾向**（cognitive disposition to respond）とも称され，私たちのもつ特定の思考傾向を指しています．有病率推定の誤りをもたらすものには，典型的と思われる症候・検査所見を過大に評価してしまう代表性（例：発熱で受診した若い女性の顔が赤く，口内炎ができやすいと言うとSLEと思う）や，自身の考える病気の典型像に似ていると思うと疾患頻度を無視する傾向（base-rate neglect）などが含まれます．また，推論プロセスそのものに影響を及ぼすものには，想起・検索が容易な疾患をまず考えてしまう利用可能性バイアス（例：インフルエンザ患者を連続3人診ると，次の発熱患者もインフルエンザを最初に考える），自分のあげた疾患に合わない点を無視しようとする確証バイアス，そして，もう診断は確定したと思い込んでそれ以降の思考をやめてしまう早期閉鎖などがあります．

私たちは高ストレス状態や疲労下にあると，脳のエネルギーをできるだけセーブしようとしてsystem 1状態でいる時間が長くなると言われています．昨今問題となっている長時間連続の過重労務は，人員不足やつらい勤務体系という環境要因から医師個人の疲労とストレスを増大させるというシステム要因と，その結果として思考のショートカットを多用させる認知心理的要因の増加とが相乗効果を示し，診断エラーを起こしやすくなってしまう状態なのです．

一方，エラー回避の点から万能に見えるsystem 2ですが，情報統合の過程で生じる確証バイ

アスと早期閉鎖は，きちんと検証したという思い込みからかむしろsystem 2で起こりやすいとも言われています[10]．

ここがポイント

　診断エラーをもたらす原因は，知識や技術の不足よりも，疲労・ストレス・診療環境などのシステム要因と，情報入手過程や得られた情報の統合・解釈に影響する認知心理的要因が多くの割合を占めています．また，これらの2つの要因の相乗効果により，診断推論プロセスは思わぬ方向に進みやすくなるという認識をもつ必要があります．加えて，診断エラーは認知バイアスに影響されやすいsystem 1だけではなく，慎重な思考のsystem 2でも起こりうるため，すべてに対して万能なただ一つの思考法は残念ながら存在しないのです．

まとめ

　私たちの診断思考プロセスは，無意識で制御困難な本能ともいえるsystem 1と，学修により獲得されたsystem 2という制御系思考とが混在して成り立っています．正しい診断に至るための手立ては，これらの思考の特徴を知ると同時に，その思考がどのような影響を受けてエラーにつながりやすいのかに目を向けることからはじまります．皆さんにとって本稿がこの足がかりとなれば幸いです．

◆ 文　献

1)「Learning Clinical Reasoning, 2nd ed」(Kassirer J, et al), pp1-32, Lippincott Williams & Wilkins, 2010
2) Bowen JL：Educational strategies to promote clinical diagnostic reasoning. N Engl J Med, 355：2217-2225, 2006
3) Croskerry P, et al：Emotional influences in patient safety. J Patient Saf, 6：199-205, 2010
4) Croskerry P, et al：Cognitive debiasing 1: origins of bias and theory of debiasing. BMJ Qual Saf, 22 Suppl 2：ii58-ii64, 2013
5) Norman G：Dual processing and diagnostic errors. Adv Health Sci Educ Theory Pract, 14：37-49, 2009
6) Graber ML, et al：Diagnostic error in internal medicine. Arch Intern Med, 165：1493-1499, 2005
7) Institute of Medicine.「Improving diagnosis in health care」(National Academies of Sciences, Engineering, and Medicine), 2015
　http://iom.nationalacademies.org/Reports/2015/Improving-Diagnosis-in-Healthcare.aspx
8) Singh H, et al：The frequency of diagnostic errors in outpatient care: estimations from three large observational studies involving US adult populations. BMJ Qual Saf, 23：727-731, 2014
9) Khoo EM, et al：Medical errors in primary care clinics--a cross sectional study. BMC Fam Pract, 13：127, 2012

Profile

山本 祐　Yu Yamamoto
自治医科大学 地域医療学センター 総合診療部門
いつになっても目の前の患者さんから学び続ける熱意をもち，自称「情熱の伝道師」として熱い思いを共有しつつ，多くの仲間たちとともに成長し続けていきたいと思っています．皆さん，省察的実践を積み重ね，一緒にExpert diagnosticianへの道を歩みましょう！

第4章　正しい診断を導くために　〜これからの診断学

第4章 正しい診断を導くために ～これからの診断学

2 正しい診断を導くための手立て

清水郁夫

> **Point**
> - 「人は誰でも間違える」ことを前提に，エラーを起こしやすい状況や特性を自覚する
> - カンファレンスでは構造化された振り返りを用いると省察しやすくなる
> - システムで改善できる点がないか検討する

Keyword 診断エラー　認知バイアスの排除　省察　構造化された振り返り　システムの改善

はじめに

　他稿で示されたとおり，診断エラーの多くは認知エラーやコミュニケーション不足などを含むシステムエラーに起因します．では，診断エラーを減らす・防ぐためには，どのような手法を取りうるのでしょうか？

　本稿では，診断エラーを減らすためのさまざまな取り組みを「個人がすべきこと」「チームがすべきこと」「組織がすべきこと」に大別して概説します．

1 個人がすべきこと

1）診断推論の基本を学ぶ

　診断エラーを回避するための第一歩は，筋道だった臨床推論を適切に実施することです．そのためには適切に情報を収集し，それらを適切に扱う必要があります．例えば「診断の7割は病歴聴取と身体診察の組合わせで可能である」という警句をもち出すまでもなく，病歴聴取や身体診察をおろそかにしてはいけません．日々の習慣づけがものをいいます．聴取し忘れやすい事項は，**語呂合わせ**を活用して聞き漏らさないようにするのも一案でしょう[1]．

　次に，収拾した情報に適切に重みづけをする必要があります．闇雲に検査を行ったり，直感に頼り過ぎて推論することを防ぐ必要があるのですが，ベイズの定理に代表される**統計的推論プロセス**[1]はその良い手助けになります．また，webサイトやアプリの診断補助ツールも有用です（4章3も参照）[2]．

　事前確率を推定するうえでは，疾患を想起する際の配慮も求められます．やはり「**頻度の高**

いものは**頻度が高い**」のです．一方で，一般的には稀な疾患も，患者背景や地域特性などによっては，無視できない場合があります．

2）「間違える」前提で取り組む

人間は間違えます．どんなに経験を積もうともエラーは存在しうるのですから，「**自分は今この瞬間にも診断エラーを起こしているかもしれない**」と常に**自問自答する**[1]ことが重要です．その自問自答は，現状を突破するために行動を起こす動機となり，状況に変化をもたらし，今回直面した状況の変化から教訓を導き出すことにつながります．このくり返しによって，状況と対話し，省察を通じて，専門家は自ら学び，解決策を身につけ，成長していくのです．診断エラーの文脈で言えば，エラーが生じている可能性を自覚すること自体がエラー改善のきっかけとなりえるのです．そのうえで，経験則や直感を用いた推論（system 1）の限界を理解したうえで，「なぜ自分はそう考えたのだろうか？」「仮説に合わないところはないか？」と見直し，分析的な推論（system 2：4章1参照）も併用して診断を再検討することが有用です．具体的には，病態別・臓器別などの**系統的なアプローチ**を用いたり，起こりうる**最悪の状況を想起する**ことで他の仮説を導こうとしたり，一度導いた診断と**矛盾する所見はないか見直す**といった手法があげられます．また，手術前のタイムアウト（すべての作業をいったん中止し，これから実施する手術についてチーム全員で確認する時間をとること）に謎らえて，診断推論に注力し，仮説を見直す「**診断タイムアウト**」の時間を設けることを勧める論文もあります[1]．とはいえ自分がいちど出した結論を自ら否定するのは，勇気のいる行為ですし，また精神的負担でもあります．次項**3）** ともかかわりますが，時間と精神的余裕が必要です．独りよがりにならないようにする意味でも，一人で行わず，同僚や指導医と対話することでグループダイナミクスを活かしつつ振り返る方がよいかもしれません．

3）自分自身を知る

自分のことは自分がよくわかっている…．本当でしょうか？　残念ながら必ずしもそうではありません．感情を抱いたり，診断のために思考している段階と，その感情や思考を俯瞰的にとらえる段階は同一ではありません．後者を認知心理学では「メタ認知」といいます[3]．自分自身の思考や感情をメタ認知したうえでそれらの制御を試みることが，バイアスの排除につながるとされています．しかし，**空腹（Hungry）**だったり，**怒っていたり（Angry）**，**時間に遅れていたり（Late）**，**疲れていたり（Tired）**すると，**制御力は低下します**[4]．このような状況のときはエラーを招きやすいですから，**休憩（HALT）**をとるのがよいでしょう．感情が極端に揺れ動いていたり，患者や周囲の医療スタッフに陰性感情・陽性感情を抱いているときも，判断能力に支障をきたしやすいです．感情を言語化したり，同僚などに感情を共有することで，自分の決断を振り返り，新しい情報や他者の視点を取り入れやすくなります．

また，人はそれぞれ個人的に陥りやすいバイアスがあります．例えば筆者は，早期閉鎖（1章1参照）する癖があります．特に外勤先での外来を終える間際になると，その後の予定を気にしてそのような傾向が出るようです．このように，**自分自身の認知特性を自覚し，自分がどんなエラーを起こしやすいかを意識しておくことも重要です**．例えば早期閉鎖が多い場合には，

表1◆診断エラーを起こしやすい状況

● 診療を途中から引き継いだ
● 診断時に邪魔が入った
● 他者の診断を信じ過ぎる
● 第一印象に頼る
● 1つの診断で安心する
● 患者に対する感情が生じている
● 空腹,怒り,遅延,疲労,不眠
● 時間的,能力的に限界を超えた負荷を負っている
● 診断を決めつける
● 除外診断をきちんと行っていない

(文献5より引用)

もう1つ鑑別をあげるようにするとか,確証バイアス(1章1参照)をもちやすい場合には,丁寧な診療を心がけるといった対策が取りうるでしょう.また,自分の先輩,指導医,メンターなど具体的な人物を思い起こして,「○○**先生ならどうするだろうか？**」と考えるのも1つの手です.**時間的余裕を確保する**ことも重要でしょう.診断エラーを起こしやすい状況を表1に示します.

❷ チームがすべきこと：経験を振り返る

　　診断エラーは誰にでも起こりえます.だからこそ,経験を互いに共有し,話し合うことが重要になります.現場での話し合いの場となるのが**振り返りカンファレンス**です[1].個々の事例について推論過程を振り返ることで,背景にあるバイアスなどの原因を認知し,同様のエラーの再発を防ごうとするものです.重篤な合併症や死亡に至った事例を検討するM＆M(morbidity and mortality)カンファレンスは,施設内システムに帰結させようとする特徴はあるものの,振り返りカンファレンスの1つと言えます.

　　振り返りカンファレンスが有用である理由の1つは,経験にもとづいた振り返りが教育学的に意義あるものだからです.バイアスの種類について系統的に知識を獲得するだけではエラー減少に寄与しません.しかし,自身の経験からバイアスなどエラーの要因を見出し,改善策を検討する方が,知識はより定着しやすく,より行動変容につながりやすいのです.さらに,自分一人だけではなく,他者と協働して振り返りを行う方が,より多面的に原因探索を行える,経験を当事者一人のものにせず,医療チームで共有できる,同じようなエラーは誰でも起こしうることを認識でき,過剰な罪悪感を軽減できる,といった利点もあります.

　　振り返りカンファレンスの実施方法について,**構造化された振り返り(guided reflection)を用いる**ことが有用とされています[6,7].振り返りが重要であるといっても,「さあ振り返ってみましょう」と言われて直ちに実践できる人は多くありません.そこで,振り返りを改善につなげるために,診断推論の手順を規定し,順を追って振り返っていくことで,自身の経験を振り

表2 ◆ 構造化された振り返り（guided reflection）の手順例

1	症例の概要を確認する
2	当初の診断仮説を提示する
3	仮説に合致する所見をあげる
4	仮説に合致しない所見をあげる
5	当初の仮説が正しければ存在しうるが，実際には認めなかった所見をあげる
6	当初の仮説が正しくない場合に考えられる代替仮説をあげる
7	個々の代替仮説について，3〜5をくり返す
8	あげられた仮説を，正しいと思われる順に順位付けする
9	最終診断をあげる

（文献7より引用）

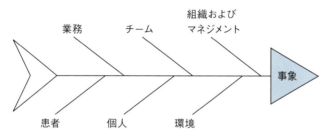

図 ◆ 特性要因図（fishbone chart）
（文献8より引用）

返り，教訓を引き出しやすくするのです（表2）．

他の手順として，特性要因図（図：その形態からfishbone chartと呼ばれることもあります）[8]は，エラーをきたしうる要因を種類ごとに網羅的に列挙し，末端に挙がった原因に対して対策を考えるというものです．分析的な意図がより強いため，M＆Mカンファレンスや医療事故対策において活用されていますが，診断エラー分析に用いた報告もあります[9]．

振り返りを成功させるためには，"no blame culture"（エラーを非難しない文化）のもとになされることが重要です[8]．カンファレンスの司会者は，「失敗を追求するのではなく，共感を示し，支持的かつ未来指向で話し合おう」とルールを伝え，エラー改善に資する雰囲気をつくることが必要です．

❸ 組織がすべきこと：システムを改善する[1)2)]

診断エラーは，個人に起因するものだけではありません．例えば，診療上の業務量は個人の努力で解決できる問題ではありません．また，電子カルテが使いづらかったり，職種間でのコミュニケーションが取りづらかったりしても，間接的に診断エラーを招きうるでしょう．診断エラーの改善をめざした動きはほぼ個人レベルに限定されており，組織レベルでの取り組みは

遅れているのが実状です．しかし，患者安全の領域と同様に，組織のシステムを改善することで克服できる事項もあります[10]．

例えば，医師の働き方改革に関する議論が進められていますが，**当直明けの手術や外来を避けるように当直日を調整したり，当直時間帯を調整してまとまった睡眠時間を確保できる**ようにするといった工夫は実施できるでしょう．引き継ぎなどでの**コミュニケーションエラーを減らす**ために，対面して引き継ぎを受けるよう義務化したり，電子カルテを工夫することもできるかもしれません．また，フィードバックをしやすく・受けやすい風通しのよい関係性を構築することも，組織のプロフェッショナリズム涵養に寄与することでしょう[11]．

まとめ

診断エラーを防ぎ，正しい診断を導くための方策について，文献などにもとづいて概説しました．このほかにも，より有効な教育手法の確立，診断エラー予防のための多職種連携・病診連携のあり方，日本型組織における no blame culture の醸成など，実務上・研究上の論点はまだまだ多数あります．読者の皆様にとって，本稿がこの問題に関心をもち，一緒に考えていただくきっかけとなれば幸いです．

◆ 文 献

1) Trowbridge RL：Twelve tips for teaching avoidance of diagnostic errors. Med Teach, 30：496-500, 2008
2) Graber ML, et al：Cognitive interventions to reduce diagnostic error：A narrative review. BMJ Quality and Safety, 21：535-557, 2012
3) Croskerry P：Cognitive forcing strategies in clinical decisionmaking. Annals of emergency medicine, 41：110-120, 2003
4) 「WHO患者安全カリキュラムガイド多職種版」（東京医科大学医学教育学・医療安全管理学），2011
http://www.who.int/patientsafety/education/curriculum/japanese.pdf
5) Croskerry P, et al：Cognitive debiasing 2：impediments to and strategies for change. BMJ Qual Saf, 22 Suppl 2：ii65-ii72, 2013
6) Prakash S, et al：Interventions to improve diagnostic decision making：A systematic review and meta-analysis on reflective strategies. Med Teach, Sep 23：1-8, 2018
7) Mamede S, et al：Influence of perceived difficulty of cases on physicians' diagnostic reasoning. Academic Medicine, 83：1210-1216, 2008
8) 「臨床上のインデントに関するシステム分析ロンドン・プロトコル」（Adams ST & Vincent C/著，相馬孝博/訳），2001
https://www.imperial.ac.uk/media/imperial-college/medicine/surgery-cancer/pstrc/londonprotocoljapanesetranslationver21111011.pdf
9) Reilly JB, et al：Use of a novel, modified fishbone diagram to analyze diagnostic errors. Diagnosis (Berl), 1：167-171, 2014
10) Audetat MC, et al：Diagnosis and management of clinical reasoning difficulties：Part Ⅱ. Clinical reasoning difficulties：Management and remediation strategies. Med Teach, 39：797-801, 2017
11) 「日常診療のなかで学ぶプロフェッショナリズム」（Levinson WS, 他/著，宮田靖志，小泉俊三/監訳），カイ書林，2018

Profile

清水郁夫　Ikuo Shimizu

信州大学医学部附属病院 医療安全管理室／同 医学教育研修センター

医療安全管理と医学教育にそれぞれかかわるなかで，診断エラーの問題は両者の接点の1つであると認識するようになりました．そして，両者の知見をうまく採り入れることで，さまざまな改善策が生まれてくると考えています．

第4章　正しい診断を導くために ～これからの診断学

第4章 正しい診断を導くために ～これからの診断学

3 医療支援のためのAI
～総合診療医とのかかわり

寺裏寛之,畠山修司,小谷和彦

Point
- 人工知能を用いた診断支援により,均てん化した医療の提供と診察時間の効率化が期待できる
- ウェブを使用した診断は,人工知能による診断支援を利用している
- 人工知能による診断支援は,医師と対抗するものではなく共存するものであり,医師を進化させる

Keyword 人工知能　臨床診断意思支援システム（CDSS）　診断支援システム　AI

はじめに

　機械学習や深層学習に代表される人工知能（artificial intelligence：AI）技術の活用は,これまでにないほどに模索されるようになりました.医療分野でのAIも急速な進歩がみられます.2017年初めには深層学習を用いることで,皮膚科専門医と同等の皮膚悪性腫瘍の診断能が得られることが報告されました[1].また,乳癌のリンパ節転移の診断精度に関してAIと病理医とで競った国際コンペティション"CAMELYON 16"においては,AIは病理医と同等の判定ができるとみなされました[2].米国では,2018年4月には,米国食品医薬品局によって,糖尿病網膜症をAIで診断するソフトウェアが搭載された装置が認可されました[3].AIによる診断能力は,医師と同等のレベルまで迫っています.今後,総合診療の領域にもかかわってくることは自然であると考えられます.ここでは,総合診療医のAIとのかかわりについて考えます.

1 総合診療医の診断にAIは必要か

　医学の進歩は目覚ましく,診断,疾患,治療に関する知識は日々,更新されていきます.医学知識が倍になる時間は,1950年では50年必要でしたが,1980年では7年,2010年では3.5年となり,2020年では73日になると予想されています[4].これらの知識を個人でアップデートすることは,非常に困難です.総合診療医は,診療科に偏らない知識が要求されますので,知識の更新はより困難です.知識量の側面からも,今後AIによるアシストは,総合診療医に

表 ◆ 臨床診断意思支援システム

分類	機能	例
feed back	行為や入力データにフィードバックをかける	薬剤併用禁忌に対する警告
data organization	データを統合し，図に表示する	院内薬剤耐性菌の頻度
proactive information	対象疾患のクリニカルパスやオーダーセット	肺炎入院患者の診療計画書
intelligent actions	ルーチン作業への定時のデータ提供など	血糖測定時間の警告
communication	異常値に関する情報提供	検査パニック値に対しての自動メール送付
expert advice	診断，治療の助言	鑑別疾患や追加検査の提案
reminder	予防注射などに対するリマインダー	次回の肺炎球菌ワクチンの日付

（文献6より引用）

とって欠かせないものになると考えます．

2 医療現場とコンピューター

　医療現場にコンピューターは，もはや欠かせない存在です．コンピューターを使用する目的の1つは，人為的なミスを減らすために活用されています．診断を含め意思決定を行う際に，ミスができるだけ少なく，機器使用者によって左右されずに判断根拠が提供されるシステムが理想的です．そのようなシステムを臨床診断意思支援システム（clinical decision support system：CDSS）と呼び[5]，表のような種類があります[6]．CDSSにより，医療の質が改善することが報告されています[7][8]．実際の医療現場においても，薬剤重複や検査結果の異常を警告するシステムが搭載された電子カルテを使用している施設もあると思います．これまでのCDSSの報告例は，アルゴリズムに関するプログラムに則って，コンピューターが機械的に処理をしているだけのものであり，コンピューターが自分で問題を見つけ，学習するわけではありません．

3 AIによる診断支援

　AIを利用した診断は，多くの医師が意識をせずに行っている可能性があります．それは，ウェブを使った診断です．PubMedやGoogleなどの検索エンジンを活用している方も多いのではないでしょうか．Googleは検索エンジンにAIを使用しているため[9]，多くの医師にとっては，AIによる診断支援をすでに活用しているといえます．

　例えば次のような患者が外来を受診したとします．

　「80歳の女性が，来院3日前からのに38℃の発熱，肩関節周囲の疼痛を主訴に来院し，両上肢の筋肉を把握すると痛みが増強した」

　経験のある医師であれば，リウマチ性多発筋痛症が鑑別診断に挙がると思いますが，研修医によっては，このような病態を診察したことがない場合があります．この患者を診断するため

のヒントはないか，検索エンジンを活用します．そのための検索キーワードを考え，Googleに「高齢者　発熱　両上腕　把握痛」と入力します．すると上位の検索結果のほとんどには，リウマチ性多発筋痛症というタイトルが挙がります（2019-1-17現在）．今やウェブ情報を利用することは日常的であり，うまく活用すると正しい診断につながる可能性があります[10)][11)]．

しかし，せっかく優秀な検索エンジンが存在しても，有用ではなくなってしまう状況があります．1つは，検索エンジンを利用しようとしない状況です．医師にとって既知の疾患や，自分の診断に対して疑問をもたない場合，検索エンジンを利用しません．この状況では，想起しやすい疾患を優先してしまう利用可能性ヒューリスティックによる診断エラーが生じる可能性があります[12)]．

2つめは，検索エンジンに入力するキーワードが的確でないために，必要な情報が得られない状況です．先述のリウマチ性多発筋痛症の患者の検索キーワードを「90歳　女性　3日前　発熱」のように，情報を医学的な表現に変換せず，そのまま用いても診断のヒントは得られません．患者から得られた情報のうち，何が重要で，どのように医学的な表現（問題の描写：problem representation）に言い換えるか，がうまく検索エンジンを使いこなす技術といえます[11)]．

検索エンジンによる診断支援は，診断プロセスにおけるヒューマンエラーを防止する可能性がありますが，有用性は使う人の経験が大きく左右するといえます．人工知能によるAIが実現し，電子カルテに搭載されると，カルテ記載内容の自然言語処理が自動的に行われ，医学的な表現への言い換えが不要となるため，ユーザによる有用性の格差問題は解決すると考えます．人工知能が，自動で鑑別診断を絞り込んでくれる日は遠くないかもしれません．

4 診断に関係するAIの実例

海外の総合診療医の診療現場で実用されている診断支援システムをいくつか紹介します．

1) DXplain®

DXplain®[13)][14)]は，1984年に開発が始まった診断支援システムです．以後，DXplain®はバージョンアップを重ね，2,400以上の疾患，5,000以上の症状からなるデータベース，23万以上の知識ベースから構成されています．ユーザは患者の性別，年齢，人種，症状，検査値などの臨床情報症状を入力すると，鑑別診断リストを提示してくれます．メキシコの家庭医1年目の研修生87名を対象にランダム化比較試験を行い，30症例の臨床問題を解いてもらったところ，DXplain®を使用した群は使用しない群より有意に成績がよかった（正解率：82.4±8.5 % vs 74.1±9.4 %，$p < 0.001$）と報告されています[15)]．

2) Isabel

Isabelは米国の企業により開発された診断支援ソフトウェアです[16)]．患者の症状，検査データ，背景因子などを入力すると，鑑別診断が提示されます．New England Journal of Medcine誌に連載されている"Case records of the Massachusetts General Hospital"の50症例に対

して，シニアレジデントが診断の鍵となる症状をIsabelに入力し，診断させた報告があります[17]．正解率は96％と非常に高い診断精度を認めています[17]．

3) Your MD

Your MDは，英国の会社が開発した，患者自身が使用する診断支援のためのスマートフォンアプリです[18]．これには，人工知能を活用した自動会話プログラムが搭載されています．音声または文字で症状を入力すると，内容に応じて次の質問の内容が変化します．例えば，頭痛があることをYour MDに伝えると，頭の痛みの部位を聞いてきます．引き続き回答に応じた質問が続き，質問が終わると，すぐに病院に行った方がいい，救急車を呼んだ方がいい，などといったアドバイスをくれます．つまり，患者自身の症状に対する緊急性の判断を補助します．簡単な鑑別診断も教えてくれます．

4) Forward

Forwardは，2016年創業のサンフランシスコに拠点をもつ会員制の医療機関です[19]．会員は月額約150ドルで診察，基本的な健康診断，血液検査，遺伝子検査，健康相談窓口を利用できます．専用のアプリケーションを使用すると，診療予約を入れることや，医師と直接メッセージの授受ができます．さらには，ウェアラブル機器とアプリを連動することで，自宅にいるときのデータを収集し，医師に送信することもできます．そのデータをもとにAIを使用して，例えば心筋梗塞を予測するなど，AIによる予防医学に用いられています．診察では，AIが治療に関する提案をし，スクリーンに映し出された提案内容をともに見ながら，患者と医師が相談して，今後の方針を決めます．Forwardのアプリケーションや診断支援システムは，自社開発のため，現在のところ論文の報告はありません．AIとIoT（internet of things），人間がバランスをとって，患者さんの診察をしているといえます．今後の総合診療医の診療スタイルを考えさせられます．

まとめ

AIの開発は2000年代から機械学習の技術の発達により，第三次ブームがはじまっています．1960年代，1980年代にそれぞれ第一次ブーム，第二次ブームが起こりましたが，診断支援に関するAIは普及していません[20]．医師の診断はそれだけ複雑な作業であるといえます．診断を支援するAIの開発過程は，問診内容，身体所見，検査結果を含めた患者情報の関係を整理したり，類似情報をまとめたりする作業が必要となります．この作業により情報から診断に至るまでのデータの関係を，オントロジーの世界で用いられるようなグラフ構造で表現できます．表現されたグラフは，医師の診断に至る思考回路を明らかにすることにつながるかもしれません．AIによる診断支援は，医師と対抗するものではなく共存するものであり，医師を進化させてくれるものであると考えます．増大する医学知識を臨床へつなぐため，患者情報を有効に活用するためにも，臨床現場へのAI導入は積極的に進めていくべきと考えます．AIによる診断

支援により，診断に要する時間が短縮することで患者と向き合う時間を増やすことができます．診断結果に対するマネージメントもAIが提示し，均てん化した医療の提供が可能となります．均てん化した医療により，無駄な検査や処方薬が減少することで医療費の抑制につながります．診察時間の効率化によって，より多くの患者を外来で診察できるようになるかもしれません．AIは医師，患者双方にとって有益です．わが国の総合診療医に対するAIを用いた診断支援システムの開発も進められています．検索エンジンを自然と上手に使いこなす医師が増えているように，AIが導入された後も機械にできない部分を見つけ，AIを相棒にしていく医師が増えていくと思います．

◆ 文　献

1） Esteva A, et al：Dermatologist-level classification of skin cancer with deep neural networks. Nature, 542：115-118, 2017
2） Ehteshami Bejnordi B, et al：Diagnostic Assessment of Deep Learning Algorithms for Detection of Lymph Node Metastases in Women With Breast Cancer. JAMA, 318：2199-2210, 2017
3） U.S. Food and Drug Administration：FDA permits marketing of artificial intelligence-based device to detect certain diabetes-related eye problems. 2018-04-11.
https://www.fda.gov/NewsEvents/Newsroom/PressAnnouncements/ucm604357.htm
4） Densen P：Challenges and opportunities facing medical education. Trans Am Clin Climatol Assoc, 122：48-58, 2011
5）「Clinical decision support systems: Theory and Practice 3rd Edition」（Berner ES, ed），Springer, 2016
6） 井口竜太，他：米国の救急外来における電子カルテシステムと臨床診断意思決定支援システム．保健医療科学，62：88-97, 2013
7） Garg AX, et al：Effects of computerized clinical decision support systems on practitioner performance and patient outcomes: a systematic review. JAMA, 293：1223-1238, 2005
8） Kawamoto K, et al：Improving clinical practice using clinical decision support systems: a systematic review of trials to identify features critical to success. BMJ, 330：765, 2005
9） 依田祐一，他：AIを活用したユーザーニーズの探索プロセスにおける「結果」と「理由」に係る一考察：Amazon.comとGoogleをもとに．立命館経営学，55：105-127, 2016
10） Chisholm R & Finnell JT：Emergency department physician internet use during clinical encounters. AMIA Annu Symp Proc：1176-1183, 2012
11） 上原孝紀，他：ウェブ診断と診断推論．総合診療，28：689-693, 2018
12） Tversky A & Kahneman D：Judgment under Uncertainty: Heuristics and Biases. Science, 185：1124-1131, 1974
13） Barnett GO, et al：DXplain An Evolving Diagnostic Decision-Support System. JAMA, 258：67-74, 1987
14） DXplain®：http://www.mghlcs.org/projects/dxplain/
15） Martinez-Franco AI, et al：Diagnostic accuracy in Family Medicine residents using a clinical decision support system (DXplain): a randomized-controlled trial. Diagnosis (Berl), 5：71-76, 2018
16） Isabel：https://www.isabelhealthcare.com/
17） Graber ML & Mathew A：Performance of a web-based clinical diagnosis support system for internists. J Gen Intern Med, Suppl 1：37-40, 2008
18） Your. MD：https://www.your.md/
19） Forward：https://goforward.com/
20） 木村通男：人工知能と医療．医薬品情報学，19：N5-N9, 2018

Profile

寺裏寛之 Hiroyuki Teraura

自治医科大学 地域医療学センター 地域医療学部門
家庭医療専門医.
工学博士を取得後,自治医科大学入学,卒業後は地域医療の現場で総合診療に携わって参りました.現在は,自治医科大学 地域医療学部門で研修しております.私ができる地域医療への還元方法を模索しながら日々研鑽しております.

畠山修司 Syuji Hatakeyama

自治医科大学 地域医療学センター 総合診療部門 教授
自治医科大学附属病院 総合診療内科/感染症科 教授
31ページ参照.

小谷和彦 Kazuhiko Kotani

自治医科大学 地域医療学センター 地域医療学部門 教授

索 引

数 字

5大感染症 ... 103

欧 文

A

ADL ... 124
AI ... 30, 158
ANCA関連血管炎 ... 132
AOSD ... 72
A群連鎖球菌 ... 138

B

base-rate neglect ... 149
BATHEテクニック ... 117
BME/CFS ... 71
BMJ Best Practice ... 28

C

CALMERアプローチ ... 117
CDSS ... 159
ClinicalKey® ... 28
clinical reasoning ... 9
Cogan's Syndrome ... 67
CRBSI ... 104

D

DEATH ... 124
DP ... 115
dual process theory ... 145
DXplain® ... 160
DynaMed® ... 28

E

EBウイルス ... 46
e-Diagnosis ... 67
Einstein sign ... 45

F

FDG-PET ... 19
Fever work up ... 122
fishbone chart ... 155
Flush ... 110
Forward ... 161

G

GAS ... 138

H

heuristic ... 11
Hooking maneuver ... 44

I

Isabel ... 160

L

LQQTSFA ... 134
LRINECスコア ... 139

M

M&Mカンファレンス ... 154
MUS ... 113

O

OCD ... 93
OCD spectrum disorder ... 95
OPQRST ... 37, 43, 50

P

PET ... 19, 30
PET-CT ... 74
PFAPA症候群 ... 61
PIDJ ... 60
PINACO ... 21, 28
PMR ... 72
POEMS症候群 ... 20

S

SLE ... 47
Slipping rib症候群 ... 44
Still病 ... 25
system 1 ... 16, 145, 153
system 2 ... 16, 145, 153

索引

T

TAFRO症候群 ... 20
TSLS ... 20

U

Undiagnosed Diseases Network ... 30
UpToDate® ... 28

V

VINDICATE-P ... 16

Y

Your MD ... 161

和文

あ

悪性リンパ腫 ... 47
アンカリング ... 11

い

痛み ... 34, 42, 90
遺伝子検査 ... 60

え

壊死性筋膜炎 ... 137
炎症性疾患 ... 22, 25

お

オッカムのかみそり ... 13

か

確証バイアス ... 11, 149, 154
家族性地中海熱 ... 60
カテーテル関連血流感染症 ... 104
鑑別疾患 ... 16
顔面紅潮 ... 110
関連痛 ... 12, 50, 53, 54

き

キャリーオーバー事例 ... 63
急性熱性疾患 ... 61
急性発熱 ... 104
胸水の原因 ... 18
強迫性障害 ... 93
巨細胞性動脈炎 ... 25
筋痛性脳脊髄炎 ... 69

け

頸肩腕症候群 ... 92
傾聴 ... 118
稽留と調整のヒューリスティック ... 37
血管炎 ... 47, 131
血管痛 ... 35
結節性多発動脈炎 ... 133
血栓性静脈炎 ... 38
倦怠感 ... 65, 68
原発性免疫不全データベース ... 60

こ

構造化された振り返り ... 154
高齢者 ... 98, 124
コーチング ... 117
呼吸困難 ... 97
コミュニケーション ... 117
コンサルテーション ... 20

さ

細胞性免疫不全患者 ... 107

し

シェーグレン症候群 ... 82
子宮留膿症 ... 127

思考の早期閉鎖 ……………… 11	診断推論 ………………… 35, 152	**と**
自己炎症症候群 ……………… 26	診断推論のプロセス ………… 144	統計的推論プロセス ………… 152
自己炎症性疾患 ……………… 60	診断タイムアウト …………… 153	疼痛 ………………… 34, 42, 53
自己炎症性疾患サイト ……… 63	診断の4分類 ………………… 81	疼痛のOPQRST ……………… 50
システム要因 ………………… 148	診断の基本 …………………… 9	特性要因図 …………………… 155
疾患仮説 ……………………… 35		ドクターショッピング ……… 115
質問 …………………………… 118	**せ**	
しびれ ………………………… 134	精神的疾患 …………………… 69	**な**
脂肪異栄養症 ………………… 52	成人発症Still病 ……………… 72	内臓痛 ………………………… 53
周期性発熱症候群 …………… 27	全身型重症筋無力症 ………… 82	
収束−投射仮説 ……………… 12		**に**
腫瘍随伴症候群 ……………… 75	**そ**	二重プロセス理論 …………… 145
消化器感染症 ………………… 104	早期閉鎖 ……………………… 149	入院患者の発熱 ……………… 107
承認 …………………………… 119	創部感染症 …………………… 104	尿路感染症 ……………… 104, 121
症例くん …………………… 21, 28		認知心理的要因 ……………… 148
除外診断 …………………… 16, 76	**た**	認知バイアス ………………… 145
除外診断の確実性 …………… 18	体性痛 ………………………… 53	
心因・精神疾患 ……………… 40	代表性 ………………………… 149	**は**
心因性疼痛 ………………… 39, 53	他科との協力 ………………… 19	肺炎 …………………………… 104
侵害受容性疼痛 ……………… 53	確からしさの検証 …………… 83	背部痛 ………………………… 90
神経障害性疼痛 ……………… 53	多発性単神経炎 …………… 129, 131	発熱 …………………………… 103
人工知能 ……………………… 158		
身体化症状 …………………… 92	**ち**	**ひ**
身体症状症 …………………… 40	腸間膜脂肪織炎 ……………… 52	ヒッカムの格言 ……………… 13
身体診察 ……………………… 10	直感的思考 …………………… 16	非典型症例 ………………… 11, 84
診断エラー ………………… 147, 152	直観的思考 …………………… 145	ヒューリスティクス ………… 145
診断が異なった理由 ………… 85		ヒューリスティック ………… 37
診断仮説 …………… 11, 26, 35, 145	**て**	病歴聴取 ……………………… 26
診断困難症例 ……………… 8, 15, 24	デュアルプロセスセオリー … 16	疲労感 ………………………… 68
診断支援 ……………………… 159	電子カルテ …………………… 159	
診断支援システム …………… 160		

索 引

ふ

不安障害 93
腹部エコー 125
不作為バイアス 68
不明熱 22, 24, 28, 29, 59, 59, 61, 72
振り返りカンファレンス 154
プロブレムリスト 51
分析的思考 16, 145
分類基準 76

へ

ベイズの定理 35
ベーチェット病 37

ほ

ポリファーマシー 92, 93

ま

マズローの金槌 68
慢性疲労 68
慢性疲労症候群 69

み

右下腹部痛 57
右季肋部痛 42
未分化関節炎 72

む

無石胆嚢炎 46

め

メタ認知 153
免疫疾患 72
免疫疾患に関連する症状，身体所見 77

も

問診 9
問題の描写 10, 160
モンドール病 37

や

薬剤熱 26
薬剤の離脱症状 94

よ

予後 22

り

リウマチ疾患におけるレッドフラッグサイン 78
リウマチ性疾患 25
リウマチ性多発筋痛症 25, 72
リウマチに関連する症状，身体所見 77
利用可能性バイアス 149
利用可能性ヒューリスティック 160
臨床診断意思支援システム 159
臨床推論 9, 26

れ

レッドフラッグサイン 78

ろ

労作性呼吸困難 98

わ

ワトソン 30

執筆者一覧

■ 編者

松村正巳	自治医科大学 地域医療学センター 総合診療部門

■ 執筆 (掲載順)

松村正巳	自治医科大学 地域医療学センター 総合診療部門
徳増一樹	岡山大学病院 総合内科
小比賀美香子	岡山大学病院 総合内科
大塚文男	岡山大学病院 総合内科
畠山修司	自治医科大学 地域医療学センター 総合診療部門
上原孝紀	千葉大学大学院 医学研究院 診断推論学／同 医学部附属病院 総合診療科
生坂政臣	千葉大学医学部附属病院 総合診療科
上田剛士	洛和会丸太町病院 救急総合診療科
栗山 明	倉敷中央病院 救命救急センター 救急科
渡邉力也	市立福知山市民病院 総合内科
川島篤志	市立福知山市民病院 総合内科
和足孝之	島根大学附属病院 卒後臨床研修センター
藤井 博	金沢大学附属病院 リウマチ・膠原病内科
髙橋芳徳	亀田総合病院 感染症科
原田侑典	獨協医科大学病院 総合診療科
志水太郎	獨協医科大学病院 総合診療科
清田雅智	飯塚病院 総合診療科
金城紀与史	沖縄県立中部病院 内科
上山伸也	倉敷中央病院 感染症科／感染制御室
原田 拓	昭和大学病院 総合診療科／獨協医科大学病院 総合診療科
漆谷成悟	倉敷中央病院 救命救急センター 救急科
神谷尚子	自治医科大学 地域医療学センター 総合診療部門
鈴木貴之	自治医科大学附属病院 感染症科
山本 祐	自治医科大学 地域医療学センター 総合診療部門
清水郁夫	信州大学医学部附属病院 医療安全管理室／同 医学教育研修センター
寺裏寛之	自治医科大学 地域医療学センター 地域医療学部門
小谷和彦	自治医科大学 地域医療学センター 地域医療学部門

編者プロフィール

松村正巳　Masami Matsumura

自治医科大学 地域医療学センター 総合診療部門

1986年に自治医科大学を卒業し，全科ローテート研修の後，石川県内の医療施設で診療に従事しました．金沢大学附属病院リウマチ・膠原病内科，医学教育研究センターを経て，2013年より現職です．
問診と診察でどこまでのことが解るのか，教えることの意味は何か，症状を解釈し，ヒトを理解する先に見えてくるものは何かをテーマに，日々診療，教育・指導，研究に従事しています．

Gノート　Vol.6　No.2（増刊）

ジェネラリストのための　診断がつかないときの診断学

非典型症例・複雑な症例に出会ったときの考え方とヒント

編集／松村正巳

Gノート 増刊

Vol. 6　No. 2　2019〔通巻37号〕
2019年3月1日発行　第6巻　第2号
ISBN978-4-7581-2336-5
定価　本体4,800円＋税（送料実費別途）

年間購読料
　15,000円＋税（通常号6冊，送料弊社負担）
　24,600円＋税（通常号6冊，増刊2冊，送料弊社負担）
郵便振替　00130-3-38674

© YODOSHA CO., LTD. 2019
Printed in Japan

発行人	一戸裕子
発行所	株式会社 羊　土　社 〒101-0052 東京都千代田区神田小川町2-5-1 TEL　03（5282）1211 FAX　03（5282）1212 E-mail　eigyo@yodosha.co.jp URL　www.yodosha.co.jp/
装　幀	Malpu Design（陳　湘婷）
印刷所	三報社印刷株式会社
広告申込	羊土社営業部までお問い合わせ下さい．

本誌に掲載する著作物の複製権・上映権・譲渡権・公衆送信権（送信可能化権を含む）は（株）羊土社が保有します．
本誌を無断で複製する行為（コピー，スキャン，デジタルデータ化など）は，著作権法上での限られた例外（「私的使用のための複製」など）を除き禁じられています．研究活動，診療を含み業務上使用する目的で上記の行為を行うことは大学，病院，企業などにおける内部的な利用であっても，私的使用には該当せず，違法です．また私的使用のためであっても，代行業者等の第三者に依頼して上記の行為を行うことは違法となります．

JCOPY ＜（社）出版者著作権管理機構 委託出版物＞
本書の無断複写は著作権法上での例外を除き禁じられています．複写される場合は，そのつど事前に，（社）出版者著作権管理機構（TEL 03-5244-5088, FAX 03-5244-5089, e-mail：info@jcopy.or.jp）の許諾を得てください．

患者を診る 地域を診る まるごと診る

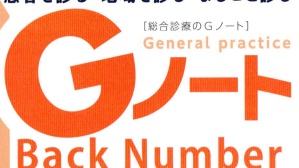

[総合診療のGノート]
General practice
Gノート
Back Number

毎号,総合診療で必要なあらゆるテーマをとりあげています！

好評発売中

■ 隔月刊（偶数月1日発行）
■ B5判　■ 定価（本体2,500円+税）

2019年2月号 (Vol.6 No.1)

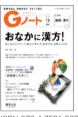

おなかに漢方！
気になるエビデンス，処方の考え方，活用方法，お教えします

吉永　亮／編

新連載：家庭医療×診断推論で挑む！ プライマリ・ケアで出会う困難事例 by 千葉大総診カンファレンス

ISBN 978-4-7581-2335-8

下痢，腹痛，便秘，胸焼け…おなかの症候は漢方薬の得意分野！ エビデンスやガイドラインを踏まえ，現場で上手に活用するための考え方とコツを伝授！ 術後の対応，腹診の簡単な解説などお役立ち情報も満載！

2018年12月号 (Vol.5 No.8)

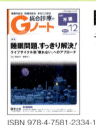

睡眠問題，すっきり解決！
ライフサイクル別「眠れない」へのアプローチ

森屋淳子，喜瀬守人／編

ISBN 978-4-7581-2334-1

その睡眠薬，ちょっと待った！ よくある訴え「眠れない」に対し，思春期・成人期・高齢期，介護・育児等，患者のライフサイクル・状況ごとに対応を解説！ 原因の絞り方，非薬物療法，家族のケアまで具体的にわかる！

2018年10月号 (Vol.5 No.7)

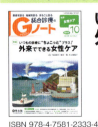

**いつもの診療に"ちょこっと"プラス！
外来でできる女性ケア**

柴田綾子，城向　賢，井上真智子／編

ISBN 978-4-7581-2333-4

更年期症状，PMS，妊娠・出産・育児のケア，働く女性の支援…自分に関係ないと思っていませんか？ プライマリ・ケアだからできる外来でのちょっとした工夫を具体的に解説！ 女性の不調・悩みへの対応がわかります！

2018年8月号 (Vol.5 No.5)

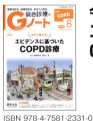

**今すぐ使える！
エビデンスに基づいた
COPD診療**

南郷栄秀，岡田　悟／編

ISBN 978-4-7581-2331-0

エビデンスから診断，現実的な治療，リハ，栄養療法，禁煙など，これ1冊でCOPDの上手な診かたが丸ごとわかる！ 具体的で細やかな充実した解説で，あなたの診療を全力フォロー！ 雑誌とは思えない満足度です！

Back Number

2018年6月号 (Vol.5 No.4)
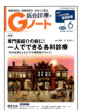
**専門医紹介の前に！
一人でできる各科診療**
"総合診療あるある"の守備範囲がわかる！

齋藤　学，本村和久／編

ISBN 978-4-7581-2330-3

2018年4月号 (Vol.5 No.3)
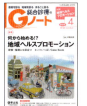
**何から始める!?
地域ヘルスプロモーション**
研修・指導にも役立つ
ヒントいっぱいCase Book

井階友貴／編

新連載：赤ふん坊やの「拝啓　首長さんに会ってきました☆」
みんなでシェア！総合診療Tips

ISBN 978-4-7581-2329-7

2018年2月号 (Vol.5 No.1)
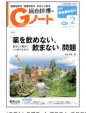
**「薬を飲めない、
飲まない」問題**
処方して終わり、じゃありません！

矢吹　拓／編

ISBN 978-4-7581-2327-3

2017年12月号 (Vol.4 No.8)
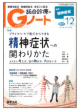
**プライマリ・ケア医だからできる
精神症状への関わりかた**
よりよい考え方、話の聴き方、向き合い方

増田　史，高尾　碧，豊田喜弘，森川　暢／編

特別掲載：家庭医療×診断推論で挑む！
プライマリ・ケアで出会う困難事例
by 千葉大総診カンファレンス

ISBN 978-4-7581-2326-6

2017年10月号 (Vol.4 No.7)
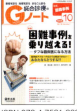
**困難事例を乗り越える！
—タフな臨床医になる方法**
医学的アプローチだけでは解決できない…
あなたならどうする!?

長　哲太郎，石井大介，鈴木昇平／編

新連載：「伝える力」で変化を起こす！ヘルスコミュニケーション

ISBN 978-4-7581-2325-9

2017年8月号 (Vol.4 No.5)
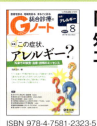
**「この症状、アレルギー？」
外来での検査・治療・説明の
エッセンス**

田原正夫／編

ISBN 978-4-7581-2323-5

2017年6月号 (Vol.4 No.4)
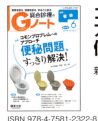
**コモンプロブレムへの
アプローチ
便秘問題、すっきり解決！**

新連載：優れた臨床研究は，あなたの診療現場から生まれる

木村琢磨，阿部　剛／編

ISBN 978-4-7581-2322-8

2017年4月号 (Vol.4 No.3)
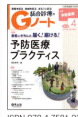
**患者にきちんと
届く！届ける！
予防医療プラクティス**

岡田唯男／編

ISBN 978-4-7581-2321-1

バックナンバーは下記でご購入いただけます

- お近くの書店で　羊土社書籍取扱書店（小社ホームページをご覧ください）
- 小社へ直接お申し込み（ホームページ、電話、FAX）

www.yodosha.co.jp/
電話 03-5282-1211（営業）　FAX 03-5282-1212

● 各号の詳細や最新情報はGノートホームページでご覧いただけます

www.yodosha.co.jp/gnote/　　Gノート　羊土社　で検索

Book Information

Gノート増刊 Vol.5 - No.2

動脈硬化御三家
高血圧・糖尿病・脂質異常症をまるっと制覇！

編集／南郷栄秀

- 定価（本体 4,800円＋税）　☐ B5判
- 319頁　☐ ISBN 978-4-7581-2328-0

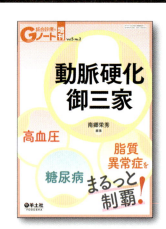

豊富なエビデンスで，的を射た診療が可能に！

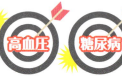

目次

第1章　スクリーニング, リスク評価
1. 二次性高血圧のスクリーニングと専門医への紹介
2. ２型糖尿病のスクリーニングと診断
3. 動脈硬化リスクファクターと合併症 〜見つけ方とフォローの方法
4. 脂質異常症のスクリーニング
5. 脂質異常症で必要な検査
6. 心血管イベントリスクの評価方法

第2章　生活習慣の改善
1. 高血圧に対する食事療法と運動療法のエビデンス
2. 糖尿病に対する食事療法と運動療法のエビデンス
3. 脂質異常症に対する食事療法のエビデンス
4. エビデンスに基づいた実践的な禁煙指導

第3章　薬物療法
1. 降圧薬の選び方 〜第一選択は？ その次は？
2. 併存疾患による降圧薬の使い分け
3. 患者さんに合わせた血糖コントロール目標の決め方
4. 経口血糖降下薬, GLP-1受容体アゴニストの選び方
5. インスリンの使い方 〜導入から患者さんへの説明まで
6. 脂質異常症の治療① どこまで下げればいいか
7. 脂質異常症の治療② スタチンの選び方・使い方
8. 脂質異常症の治療③ スタチン以外の薬の使い方

第4章　診療場面別トピックス
1. 救急外来での高血圧の診かた
2. 思いもよらない糖尿病緊急症 〜救急外来での見つけ方と対応
3. 周術期の血圧管理を任されたら？
4. もう迷わない！ 入院中のスマートな血糖管理
5. 家庭での血圧管理のしかた
6. 診療所外来, 在宅での糖尿病管理のコツ
7. 高齢者などの複雑症例に対する家庭医療からのアプローチ
8. 小児・思春期の高血圧をどう診る？
9. 小児・思春期の糖尿病をどう診る？
10. 妊娠期の高血圧をどう診る？
11. 周産期の耐糖能異常をどう診る？ 〜妊娠時のサインを見逃さず, その後に活かす

第5章　専門医や他職種が求める総合診療医の動脈硬化診療
1. 高血圧：専門医から
2. 糖尿病：専門医から 〜うまく連携して, よりよい診療をしていくために
3. 糖尿病：看護師から 〜治療中断を防ぐために
4. 糖尿病：薬剤師から
5. 脂質異常症：専門医から
6. 脂質異常症：薬剤師から

発行　羊土社 YODOSHA
〒101-0052　東京都千代田区神田小川町2-5-1　TEL 03(5282)1211　FAX 03(5282)1212
E-mail：eigyo@yodosha.co.jp
URL：www.yodosha.co.jp/

ご注文は最寄りの書店，または小社営業部まで

Book Information

Gノート増刊 Vol.5 - No.6

終末期を考える
今、わかっていること＆医師ができること

すべての終末期患者と家族に必要な医療・ケア

編集／岡村知直, 柏木秀行, 宮崎万友子

□ 定価(本体 4,800円+税)　□ B5判　□ 287頁　□ ISBN 978-4-7581-2332-7

終末期の患者さんや家族のため,
そして医療者自身のために, できることは何か？
一緒に考えてみませんか？

目次

第1章　総論：終末期を考える
1. 終末期とは何か？
2. 終末期医療はなぜ難しいのか？
3. 終末期とAdvance Care Planning
4. 地域のなかの終末期ケア(終末期医療)
5. 終末期をめぐる日本社会の動向
6. 終末期患者は誰が診るべきか？

第2章　疾患別の終末期 わかっていることvsいないこと
1. なぜ疾患別に考えるのか？
2. がんの終末期
3. 心不全の終末期
4. 慢性呼吸器疾患の終末期
5. 慢性腎不全の終末期
6. 肝硬変の終末期
7. 神経疾患の終末期
8. 認知症の終末期
9. 膠原病の終末期
10. 精神疾患の終末期
11. 重症下肢虚血の終末期
12. 血液疾患の終末期
13. 小児の終末期 ①小児がんの場合
14. 小児の終末期 ②非がん疾患の場合
15. 老衰
16. 予期せぬ急死 〜救急外来の現場から

第3章　終末期において, できること＆やるべきこと
1. 終末期の代理意思決定について
2. 治療中止のタイミングはいつか？ ①総合内科編
3. 治療中止のタイミングはいつか？ ②腫瘍内科編
4. 本当に家に帰れないのか？
5. 終末期の栄養・水分摂取
6. 終末期において噴出する問題, その社会的背景を考える
7. 病棟での終末期／看取り
8. 在宅での終末期／看取り
9. 施設での終末期／看取り
10. 死亡診断書について
11. DNAR指示について

第4章　事例に学ぶ 家族・遺族ケアから医療者のケアまで
1. 終末期患者の家族ケア, 遺族ケア ①看護師の立場から
2. 終末期患者の家族ケア, 遺族ケア ②緩和ケア医の立場から
3. 終末期患者, 患者家族とのコミュニケーション
4. 終末期医療における多職種連携
5. 終末期医療にかかわる医療者のケア
6. 事例① 症状緩和でうまくいかなかったケース
7. 事例② 社会的理由でうまくいかなかったケース
8. 事例③ 倫理的な対立が生まれたケース
9. 事例④ 治療継続か中断か悩み, 結果的に後悔が残ったケース

発行　羊土社 YODOSHA
〒101-0052　東京都千代田区神田小川町2-5-1　TEL 03(5282)1211　FAX 03(5282)1212
E-mail：eigyo@yodosha.co.jp
URL：www.yodosha.co.jp/

ご注文は最寄りの書店, または小社営業部まで

羊土社のオススメ書籍

闘魂外来
―医学生・研修医の君が主役！
病歴・フィジカルから情報検索まで
臨床実践力の鍛え方を伝授します

徳田安春／編

超人気！実践型実習の熱いレクチャーが書籍化．病歴・フィジカルの基本から画像・検査選択の考え方，医師として成長し続けるための極意までカリスマ指導医が燃えるパッションで君を導く！臨床で活きるパールも満載．

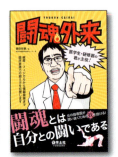

- 定価（本体3,000円＋税）　■ B5判
- 206頁　■ ISBN 978-4-7581-1825-5

ABC of 臨床推論
診断エラーを回避する

宮田靖志／監訳，
Nicola Cooper, John Frain
／原書編集

海外で研究が進む診断エラーの知見を盛り込み，臨床推論の基礎をコンパクトに解説．認知バイアスへの対処，ヒューマンファクター，診断検査や臨床ツールの効果的な利用法など，広く臨床実践に活きる知識が身につく．

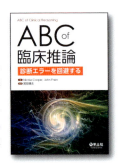

- 定価（本体3,200円＋税）　■ B5判
- 120頁　■ ISBN 978-4-7581-1848-4

診断力を鍛える！症候足し算
症候の組合せから
鑑別疾患を想起するトレーニング

山中克郎／監
北　啓一朗，三浦太郎／著

「疾患」とその疾患に特徴的な「症候」の組合せを足し算で表わした，診断力強化ドリル．300超の足し算式を22の主訴に分けて収録し，さらに確定診断のための「次の一手」や，各疾患の鑑別ポイントも掲載．

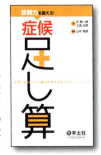

- 定価（本体2,800円＋税）　■ B6変型判
- 215頁　■ ISBN 978-4-7581-1817-0

非専門医が診るしびれ
しびれパターンによる分類と
病態生理からわかる鑑別疾患

塩尻俊明／著

しびれのパターン（部位や経過など）ごとに疾患を分類し，それぞれの疾患の典型例，非典型例，鑑別疾患を，病態生理から解説．非専門医の立場での診断・治療や，コンサルトのタイミングも紹介して実用性抜群．

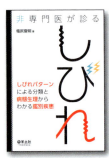

- 定価（本体4,500円＋税）　■ B5判
- 190頁　■ ISBN 978-4-7581-1840-8

発行　羊土社 YODOSHA
〒101-0052　東京都千代田区神田小川町2-5-1　TEL 03(5282)1211　FAX 03(5282)1212
E-mail：eigyo@yodosha.co.jp
URL：http://www.yodosha.co.jp/

ご注文は最寄りの書店，または小社営業部まで

羊土社のオススメ書籍

抗菌薬ドリル
感染症診療に強くなる問題集

羽田野義郎／編

感染症の診断や抗菌薬の選び方・やめ方，アレルギー，感染対策など，感染症診療の基盤になる考え方が問題を解きながら楽しく身につく！やる気をなくすほど難しくはなく，笑い飛ばせるほど簡単じゃない，珠玉の73問に挑戦！

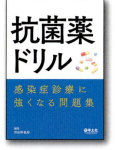

- ■ 定価（本体3,600円＋税） ■ B5判
- ■ 182頁 ■ ISBN 978-4-7581-1844-6

THE「手あて」の医療
身体診察・医療面接のギモンに答えます

平島 修／編

"現場に出てはじめて気づく"身体診察・医療面接の疑問に，診察大好き医師たちが解答．教科書どおりにいかない"あのとき"をこの1冊で乗り越えて，患者に寄り添う「手あて」の医療をはじめよう！

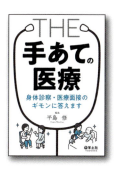

- ■ 定価（本体3,800円＋税） ■ B5判
- ■ 234頁 ■ ISBN 978-4-7581-1847-7

見ためと症候で探す！
こどもの皮膚診療

大橋博樹，神﨑美玲，堀越 健，宮本雄策／編

こどもをよく診る非皮膚科医は必携！外来でよく出会う疾患について，典型例の画像と鑑別疾患などのポイントを各項目の冒頭に掲載，"この症状を診たら何をすべきか？"がすぐにわかる！

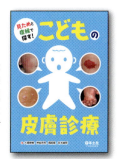

- ■ 定価（本体5,400円＋税） ■ B5判
- ■ 270頁 ■ ISBN 978-4-7581-1849-1

レジデントノート増刊 Vol.20 No.17
免疫不全患者の発熱と感染症をマスターせよ！
化学療法中や糖尿病患者など，救急や病棟でよくみる免疫不全の対処法を教えます

原田壮平／編

診る機会も多く，対処に困る免疫不全患者の発熱と感染症．どんな患者に起こり，どう対処するのかを研修医向けに解説！原因と診断・対処法から予防までマスターして，免疫不全患者の発熱と感染症にもう慌てない！

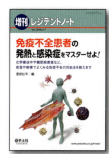

- ■ 定価（本体4,700円＋税） ■ B5判
- ■ 230頁 ■ ISBN 978-4-7581-1621-3

発行 羊土社 YODOSHA

〒101-0052 東京都千代田区神田小川町2-5-1　TEL 03(5282)1211　FAX 03(5282)1212
E-mail：eigyo@yodosha.co.jp
URL：www.yodosha.co.jp/

ご注文は最寄りの書店，または小社営業部まで

羊土社のオススメ書籍

Gノート別冊
小児科医宮本先生、ちょっと教えてください！
教科書には載っていない、小児外来のコツ・保護者への伝え方

宮本雄策／編著
大橋博樹／企画・編集協力

小児外来の極意を伝授！熱性けいれん、喘息、発達障害、母乳育児、不登校など小児科医×家庭医の熱いディスカッションをもとに本音で解説！保護者への説明にも自信がつき信頼度もアップ！診療の合間に気軽に読めます．

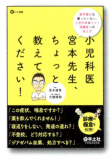

- 定価（本体3,600円＋税）　■ A5判
- 199頁　■ ISBN 978-4-7581-1831-6

Gノート別冊
Common Diseaseの診療ガイドライン
総合診療における
診断・治療の要点と現場での実際の考え方

横林賢一, 渡邉隆将, 齋木啓子／編

一般内科, 総合診療でよく出合う疾患について, 各ガイドラインの要点と, ガイドラインと現場とのギャップを埋める国内外のエビデンスを1冊に, 実際の現場ではどう考えるか, どこまで診るか, がサッと調べられます．

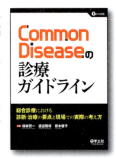

- 定価（本体4,600円＋税）　■ B5判
- 319頁　■ ISBN 978-4-7581-1809-5

Gノート別冊
研修では教えてくれない！
医師のためのノンテク仕事術
人を動かす, 組織を動かす！
リーダーシップ、チーム形成、人材育成、業務改善、マネジメント、問題解決の原理原則

前野哲博／編

今, 求められる技術が身につく！人材育成, 業務改善, マネジメント, 問題解決の原理原則など高いパフォーマンスを発揮する組織をつくるためのスキルを実践例を交えて解説！さまざまな悩みが劇的に解消される！

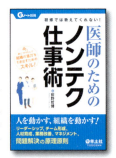

- 定価（本体3,500円＋税）　■ A5判
- 182頁　■ ISBN 978-4-7581-1792-0

Gノート別冊
医師のための介護・福祉のイロハ
主治医意見書のポイント、制度・サービスの基本から意外と知らない多職種連携のあれこれまで

大橋博樹／編

医師が今さら聞けない＆意外と知らない介護・福祉の超基本から, 日常診療ですぐに役立つ具体的なコツまで解説した, ありそうでなかった内容！「Gノート」誌の大人気連載に新規項目を多数加えて単行本化した必読書！

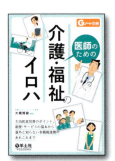

- 定価（本体3,600円＋税）　■ A5判
- 263頁　■ ISBN 978-4-7581-1790-6

発行　羊土社 YODOSHA
〒101-0052　東京都千代田区神田小川町2-5-1　TEL 03(5282)1211　FAX 03(5282)1212
E-mail：eigyo@yodosha.co.jp
URL：http://www.yodosha.co.jp/

ご注文は最寄りの書店, または小社営業部まで